JN117230

70歳から

難聴・耳鳴り・認知症を防ぐ対処法

石井正則
Ishii Masanori
JCHO 東京新宿メディカルセンター
耳鼻咽喉科診療部長

さくら舎

はじめに――人生後半を楽しく生きるために

「人生100年時代」といわれるようになり、「100歳までどう生きるか」が問われるようになってきました。

実は、人生の後半を充実させて、楽しく生きていくための大きなカギの1つが、本書のテーマである「耳の健康」です。

なぜなら、老後の不安材料として「認知症」をあげる人は多いのですが、最近になって、**認知症の最大のリスク要因は「難聴《なんちょう》」**であることがわかったからです。

ということは、耳の健康を守ることで、老後の大きな不安要素を取り除けるということにつながります。不安が少なければ、それだけストレスも減り、心穏《おだ》やかに生きることができるのです。

ただ問題は、難聴の原因はさまざまあるものの、もっとも多いのは「加齢性難聴」であることです。これは加齢が原因ですから、歳をとると誰にでも起こる可能性が高まります。一般的には働き盛りの40代半ば頃からはじまり、65歳を超えると急に増加するといわれています。

その頻度は、60代前半では5～10人に1人、60代後半では3人に1人、**75歳以上になると3人**

に2人以上、つまり約7割の人が加齢性難聴になるという報告もあります。ですから、認知症の予防のためにも、加齢性難聴に早く気づき、放置しないことが大切です。

そして、最新の研究によりその進行を抑える方法も見つかってきているのです。さらにその難聴を補う方法もあります。ところが、

「歳をとれば誰でも少しは聞こえが悪くなるもの」

そのように考えて耳鼻科を受診しない人が少なくありません。検診で聴力の低下を指摘されて耳鼻科に行くことはあっても、加齢による「聞こえにくさ」を気にして積極的に自分から受診する人は、老眼で眼科を受診する人に比べると、はるかに少ないです。

このように、どうしても視力に比べると聴力はおざなりになりがちという印象がいなめません。たとえば、「あれ、ちょっと聞こえにくいかな」と感じると、耳鼻科には行かず自分で耳そうじをするという人は珍しくありません。あなたもそうではありませんか？

ですが、この耳そうじが実は耳にとってはよくありません。詳しくは本文でお話ししますが、そうじをしすぎると、耳に炎症を起こし、カビが生えてしまうこともあるのです。

このように、耳に対して間違ったアプローチをしていることも、耳の健康がおざなりになっている証拠の1つといえると思います。

ちなみに、ここまで難聴のことばかりふれてきましたが、耳の主な不調には「耳鳴り」と「め

まい」もあります。難聴より、耳鳴りやめまいで耳鼻科を受診する人のほうが多いのですが、耳鳴りの約90％は難聴が原因ですし、難聴や耳鳴りからめまいに移行することもよくあります。

難聴、耳鳴り、めまいをそれぞれまったく別ものとして捉えている方もいらっしゃいますが、それぞれに深いかかわりがあります。

耳鼻科では、耳の不調を訴える患者さんに対して、まずは難聴があるかどうかを調べます。そのくらい「聞こえ」は重要です。

とくに70歳からの耳の健康を考えるなら、やはり、高齢になるほど発症リスクの高まる加齢性難聴は留意しなくてはなりません。聞こえにくさより耳鳴りのほうが自覚しやすいものですが、高齢で耳鳴りがするという人は、加齢性難聴になっている可能性が大きいと考えてかまいません。そしてその耳鳴りを大きくする要因もわかってきました。


加齢性難聴は誰しも起こる可能性がありますし、残念ながら一度発症すると治《なお》りません。

実は、加齢性に限らず「難聴」「耳鳴り」「めまい」は、現代医学でもまだ治療方法が十分に確立しているわけではありません。耳の構造は複雑でその機能も繊細なため、そもそも耳の病気の詳しい発症機序がわかっていないのです。そのため、耳鳴りやめまいを完全に抑える薬はないのです。ですが、その発症のタイミングや進行の速さは個人差があり、発症や進行を遅らせることは可能です。

しかし、**「脳の疲れ」が、難聴や耳鳴り、めまいなど耳の不調を悪化させる要因**であることがわかっています。

脳を疲れさせる3大要因は「ストレス」「睡眠不足」「身体の疲れ」であり、これらは、本文で述べるように、脳内にある自律神経をコントロールする神経ネットワーク（中枢性《ちゅうすうせい》自律神経ネットワーク）を興奮させ、その機能を低下させます。

ストレスや疲れが日常的になって自律神経の乱れが続くと、さまざまな不調が身体にあらわれてきます。肩こりや首こり、頭痛、胃腸障害だけでなく、人によっては耳に影響が出てくるのです。実際、私の詳細な研究でも、難聴や耳鳴り、めまいを抱える患者さんの9割以上は自律神経の調節機能が乱れています。

また、これも最近になってわかってきたことですが、生活習慣病のある人はそうでない人に比べて、加齢性難聴が起こりやすく、進行も早くなる傾向があります。

したがって、70歳からの耳の健康を守るには、生活習慣を見直し、自律神経を整えることがとても大切になってきます。

70年前後も生きていると、これまでの生活で身についた習慣を変えるのは「面倒」とか「いまさら」と思う方もいらっしゃるでしょう。しかし、医学が進歩している現在、もしあなたがいま70歳なら、この先30年以上も人生は続くかもしれません。まだまだ「遅すぎる」ということはありません。

本書では、人生の後半に大きな影響を与えることになる難聴と認知症について、その関係性と予防・治療法のヒントについて詳しくお話ししています。

また、難聴にともなう耳鳴りなど加齢性変化による耳の不調についてや、「低音部型難聴」「良性発作性頭位めまい症」「メニエール病」など、働き盛りの人のみならず、高齢の方にも多い耳の病気についてもわかりやすくまとめました。

そして、耳の健康を守るための生活術——具体的には「ストレスマネジメント」と「自律神経の整え方」——について、できる限り数多く具体的に紹介しています。

たとえば、「有酸素運動」と「食生活の改善」は、ストレスを軽減したり、自律神経のバランスを整えたりするうえで重要であり、耳の健康を守るために欠かせない要素です。この2つを心がけるだけで、晩年の人生はガラリと変わるかもしれません。

高齢で運動習慣のない方は「運動をする自信がない」と思うかもしれませんが、大丈夫。心配はいりません。

本書でご紹介する「壁ヨガ」は、壁を使って簡単なヨガの動きを行うもので、ヨガのインストラクターの資格を持つ私自身が考案しました。床にヨガマットを敷いて行うのではハードな動きも、壁を支えに行うと重量が分散される分、足腰にかかる負担が少なく、高齢の方や運動習慣のない方でも簡単に行うことができます。

さらに、ストレスをはね返す思考法や、イヤホンや補聴器の詳細な使い方、耳のケア法など、耳の健康に関する食事療法などの知識もできる限り記しました。

はじめからすべてを取り入れる必要はありません。自分のできそうなものから少しずつ実践し、「これなら」と思うものがあれば、それをぜひ習慣にしてください。

本書でご紹介するいくつものヒントは、**耳の健康を守るための生活術だけではなく、自律神経を整える生活術でもあります。自律神経が整えば、耳はもとより全身のバランスが整い、心身の不調が改善されます。**

70歳からの耳を守ることは、そのまま70歳以降の人生を守ることにつながります。

本書が、1人でも多くの方のこれから先の人生に光をもたらすことができれば、これほど幸いなことはありません。

石井《いしい》正則《まさのり》

◎目次

第2章　加齢で直面する難聴・耳鳴り・めまい

めまい

耳のケア

第3章　認知症の発症リスクが「耳」にある！

第４章　自分でできるストレス・自律神経コントロール法

自律神経コントロール法

■ストレスマネジメント

70歳から難聴・耳鳴り・認知症を防ぐ対処法

第1章

耳は疲れている

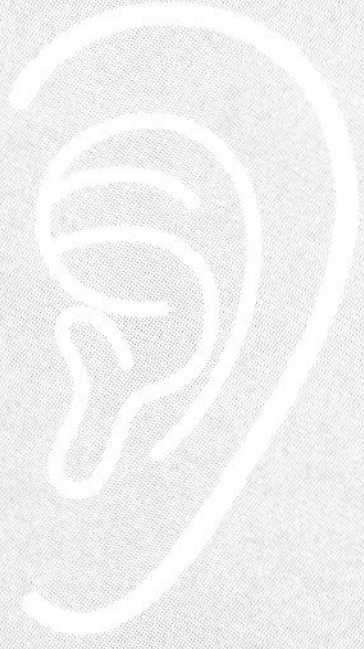

●耳の老化は20代からはじまっている

一時期、若い人にしか聞こえないブーンという「モスキート音」が話題になったことを覚えていらっしゃるでしょうか。モスキート音は、人が聴《き》くことのできる限界に近い音のため、加齢とともに耳の機能が衰《おとろ》えてくると聞きとれなくなります。

なぜ、聞きとれなくなるのか、もう少し詳しくお話しします。

耳の良し悪しは、聞きとれる音の「高さ」と「強さ」によって判断されます。

そのうち、人間が本来聞きとることのできる「音の高さ」（周波数）は音域といい、20ヘルツ～2万ヘルツといわれています。しかし、一般に耳の老化は高音域からはじまるため、1万7000～2万ヘルツぐらいのモスキート音は、小学生から高校生ぐらいまでは聞きとることができますが、その音域は20代以降になると聞こえない人がしだいに増えてきます。

つまり、聴力の衰えは20代になる頃から徐々にはじまっているのです。

ところが、メガネをかけている小学生がめずらしくないように、人は視力の衰えには敏感なのに、どうしてもモスキート音は日常生活には使わない音域のため、その聴力の衰えには気づく人はあまりいません。

また、加齢にともなう聞こえの悪さは誰にでも起こりますが、聞こえにくくなるタイミングやそのレベルには個人差があります。そのため、40代で聞こえにくくなってきたことを自覚する人もいれば、80歳を過ぎても生活に困らない程度には聞こえる人もいて、無自覚なままの人もいます。

一般的には、**60代になると音域は10代の頃の半分以下にあたる1万ヘルツ未満しか聞こえなくなります**。ちなみに、日常会話はだいたい250ヘルツ～4000ヘルツで行われており、騒がしい環境下で会話を聞きとりにくくなると、「軽度難聴」のレベルまで聴力が低下している可能性があります。

「音の強さ」つまり音量では、聞こえのよい人たちが聞きとることのできるもっとも小さな音の平均を「0デシベル」とし、通常、30デシベルが聞こえの基準になります。30デシベルより音量を大きくして聞きとりにくくなれば、難聴の疑いが出てきます。

20歳代であれば10デシベル以下の小さな音であっても、低い音・高い音どちらも十分に聞きとることができます。しかし、一般的には、50代になると高い音が聞こえにくくなってきて、70代では50デシベルを超えるぐらいの大きさでもほとんどの音域が聞こえにくくなる人もいます。

8000ヘルツの聴力低下を簡易的にわかる方法は、電子体温計のピッ、ピッという音が聞きにくくなったら、高音部の難聴があると考えていいです。

このように、ケガや病気がなくても、誰しも加齢とともに耳の機能は自然に衰えていきます。こうした加齢以外に原因がないものを「加齢性難聴」と呼びます。

コラム

空中を漂う振動の波を耳が捉えて「音」にする

「音」とは、そもそもどういうものなのでしょうか。

人や動物、物などが動くことで発生した振動（揺れ）が、空気中を伝わることによってできる、目には見えない波（音波）、それが「音」です。たとえば、池に石を投げ入れると振動で水の輪（波）ができるのと似ています。

また、ひとくちに「音」といっても、人の声や物音などが異なって聞こえるのは、それぞれの音波が固有のものだからです。つまり、波の形が違うのです。

さて、本文でもふれていますが、「聞こえ」に欠かせない音の要素は「高さ」と「強さ」です。音の高さは振動の回数によって決まります。空気が1秒間に振動する回数（やってくる波の数）を周波数といい、Hz（ヘルツ）という単位であらわします。たとえば、1秒間に1回振動すると波は1個で1ヘルツ、10回振動すると波は10個で10ヘルツです。

振動が速く1秒間に波がたくさんやってくると「周波数が高い」といい、音は高く（高音）なります。逆に、振動が遅く波の数が少ないと「周波数が低い」といい、音は低く（低音）なります。

実際の音の周波数の目安としては、おおよそですが、冷蔵庫のブーンという音やいびきは

250ヘルツ、男性の声は500ヘルツ、女性の声は1000〜2000ヘルツ、冷蔵庫や電化製品などのアラーム音は2000ヘルツ、赤ちゃんの泣き声は2000〜4000ヘルツぐらいです。

ちなみに、ピアノやバイオリンをやっている人はおわかりかもしれませんが、C5の「ド」の音が4000ヘルツに近い音です。

音の大きさ（強さ）は、振動によって押し出されることで生じる空気の圧力の変化量によって決まります。この圧力を「音圧」といい、dB（デシベル）という単位を用いてあらわします。デシベルの数値が大きいほど大きな音になります。普通の会話は40〜60デシベル程度、電車の中は80〜100デシベル程度の音がしているといわれます。電車の高架橋の真下は100デシベル以上の大音量になります。

そして、こうした音波を受けとって、その高さや強さという音の情報を仕分けるのが耳の機能。耳からの情報を受けとって処理をし、それぞれの音を、たとえば会話や犬の鳴き声、物音などとして判断するのが脳の機能です。

歳をとると耳が遠くなるのは耳の毛がハゲるから

頭髪と同じように「耳の毛」も加齢とともに薄くなっていきます。耳の毛といっても、男性が気にする「耳毛」のことではありません。

耳の毛の正体とは？　まずは耳の機能から簡単に説明します（図1）。

「耳」というと、たいていの人は顔の横についている「耳介《じかい》」を思い浮かべると思います。ですが、ここは耳という器官のほんの一部にすぎません。

耳は大きく3つのパートからできています。耳の入り口である耳介から耳の穴（外耳《がいじ》道《どう》）を通って鼓膜《こまく》までを「外耳」、鼓膜の奥の空間を「中耳《ちゅうじ》」、さらにその奥を「内耳《ないじ》」といいます。いわゆる耳毛は外耳道の入り口に生えている産毛《うぶげ》です。

ざっくりいうと、外耳は耳介を介して音を拾い集めて中耳に伝える集音器の役割を、中耳は鼓膜から伝わった音（振動）を増幅す

図1　耳の構造

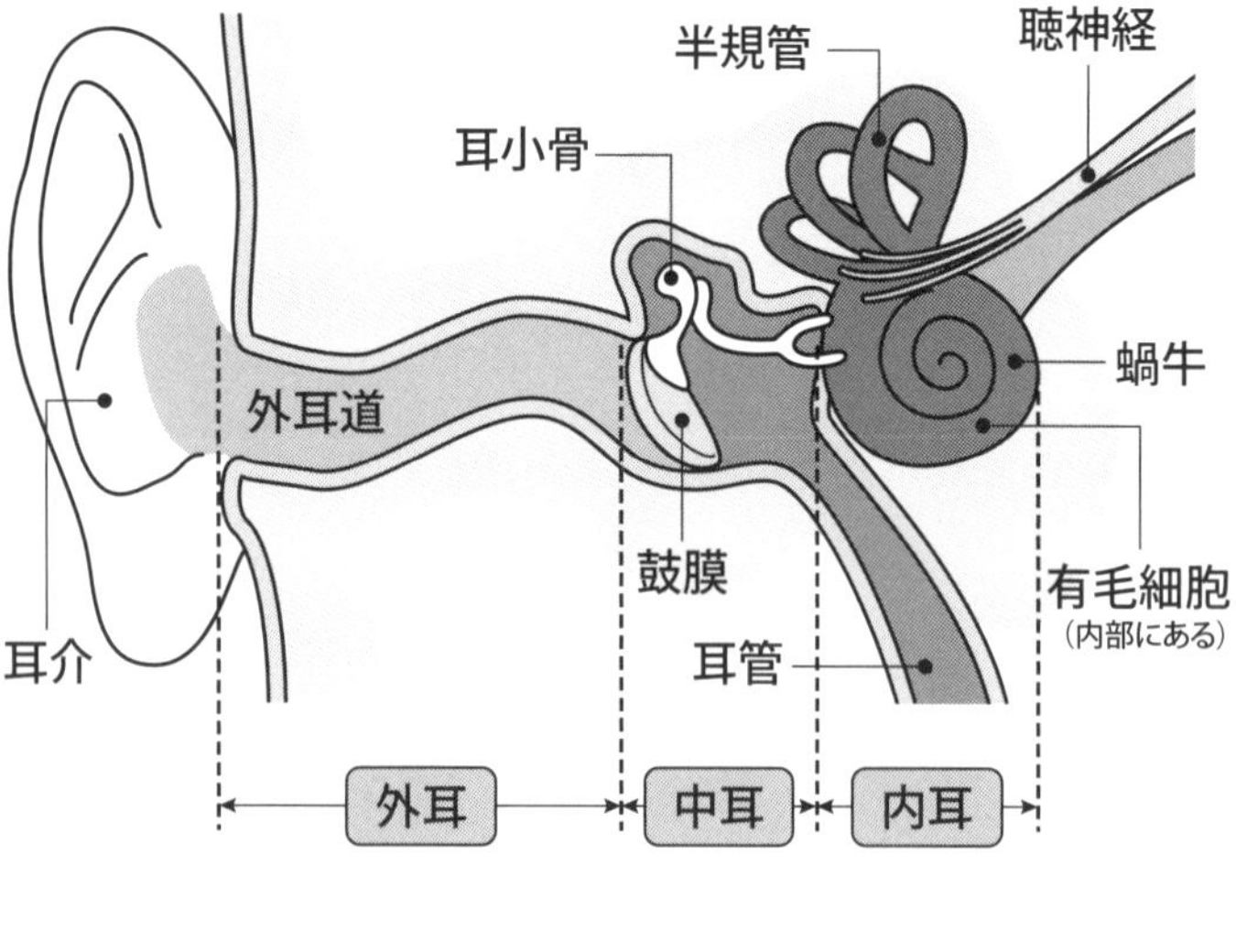

る役割を、それぞれ担っています。

そして内耳。ここに耳（聴覚）の本体ともいえる器官「蝸牛《かぎゅう》」があります。

蝸牛はその名の通り、カタツムリのような巻貝状の形をしており、なかには木琴《もっきん》の鍵盤《けんばん》のような構造をした「基底板」と呼ばれる板状の器官があります。その鍵盤のような板の上に何万もの「有毛細胞」が規則正しく並んでいます。そう、もうおわかりかと思いますが、この有毛細胞が肝心の「耳の毛」です。


さて、耳から入った音（振動）は、外耳、中耳を通って内耳の蝸牛に届き、基底板を振動させます。すると、その上の有毛細胞の毛も揺れます。そうして振動という音をキャッチした有毛細胞は、その振動を脳が感知しやすい電気信号に変え、それが蝸牛から出ている聴覚神経（蝸牛神経）を介して脳へと伝えられます。

つまり、有毛細胞は音を感知するセンサーの役割を果たしているわけです。

ところが、この音センサーである有毛細胞が抜けてしまうことがあります。困るのは、**有毛細胞が脱毛してしまった場合、二度と再生されない**ことです。そして、再生細胞で有名なiPS細胞の技術を使っても再生できません。つまり、有毛細胞に対する育毛剤は存在しないのです。

脱毛する理由はいろいろありますが、1つは、これも頭髪と同じ加齢によるものです。また、若くても、大音量を聞くなど物理的なダメージを受けると有毛細胞が抜け落ちます。

こうして、何らかの理由によって音センサーの有毛細胞が障害を受けると、音の情報をうまく脳に送ることができなくなり、難聴を引き起こすことになるのです。

「耳の毛がハゲると、耳が遠くなる」

おわかりいただけたでしょうか。

コラム 高い音から聞こえなくなるワケ

「耳の老化は20代からはじまっている」の項目で、「一般的に高い音から聞こえにくくなる」といいました。つまり、高音域から難聴になっていくわけです。

これは、蝸牛の基底板が、音の高さ（周波数）によって振動する場所が異なっているためです。周波数の高い音ほど蝸牛の入り口の基底板が、低い音ほど渦巻きの奥の基底板がよく振動します。

木琴の鍵盤は幅が広いほど低い音が、幅が狭いほど高い音が出ますが、蝸牛の基底板を鍵盤にたとえると、蝸牛の入り口に近い手前から奥へと向かって鍵盤の幅が広くなるよう並んでいます。

そして、音（振動）は常に蝸牛の入り口から入ってくるため、幅の狭い鍵盤は鳴らずとも常に刺激を受けており、その上に乗っている有毛細胞も多少なりとも常に揺れ動いています。

たとえば、電車に乗ったり自動車のクラクションが鳴ったりして蝸牛に大きな音が入ってくるたびに、常時、入り口付近の鍵盤やその上の有毛細胞は音圧による刺激を受け続けています。そのため、最初に音の入る高い音の部分から脱毛が起こり、年齢とともに聞こえにくくなると考えられています。

耳の不調が起こりやすい人はストレスで脳が疲れている

前項でお話ししたように、難聴の直接の原因は音センサーである有毛細胞の脱毛です。ですが、「はじめに」でもふれたように、脳が疲れているとその症状は悪化します。このことは、加齢性以外の難聴や耳鳴り、めまいについても共通しています。

いちばんわかりやすいのは耳鳴りです。詳しくは次の章でお話ししますが、**脳が疲れていると、耳鳴りの大きさは100倍、1000倍にも跳ねあがります。**

耳鳴りで受診される患者さんたちは、「耳鳴りがうるさくて眠れません」とよくおっしゃいます。でも、これは原因と結果をはき違えています。耳鳴りがうるさいから眠れないのではなく、眠れない状態になったから、耳鳴りが大きくなったのです。

ですから、脳の疲れを癒《いや》せば、耳鳴りも小さくなっていきます。

「でも、どうやって？」

そのような声が聞こえてきそうです。

脳の疲れを癒すには、脳を疲れさせている原因を取り除くことです。

これも「はじめに」でいいましたが、脳を疲れさせる要因は「ストレス」「睡眠不足」「身体の疲れ」です。これら3つはお互いに影響しあっていますが、とくに問題なのはストレスです。

ストレスは脳に不快な緊張を起こして睡眠のリズムを乱し、身体の疲れを蓄積させます。

ですから患者さんには、「ストレスをできるだけやわらげてください。そうすると、眠れるようになって、身体の疲れも、とれてきます」とアドバイスをします。

ところが、「ストレスはありません」と断言する方が少なからずいらっしゃいます。また、「自分はストレスに強い」と思いこんでいる方もいます。

けれど、そういう人がいちばん危ないのです。「過剰適応」といって、本当は大きなストレスを抱えているのに、それに気づかず、一生懸命まじめに頑張ってしまい、心身ともに疲れてしまうからです。

自分のストレスに気づくことは、耳の健康を守るうえでとても大事です。次の項目で、自分のストレスの原因を見つける方法についてお話しします。

3つのストレッサー「嫌なやつ」「嫌なこと」「嫌な自分」

ストレスとは、外界からさまざまな刺激が加わったときに起こる心身の変化をいいます。

そして、そのストレスとなる刺激を「ストレッサー」（ストレス源とかストレス因子、あるいはこれを単にストレスと呼ぶこともあります）、それに応じようとする緊張状態や反応のことを「ストレス反応」と呼びます。人間の場合、ストレス反応は心理的、行動的、身体的反応としてあらわします。以下に一般的な分類を示します。

・心理的なストレス反応――不安、恐怖、イライラ、落ちこみ、緊張、怒り、無気力など。こうした心理的な反応は、行動面の変化としてもあらわれます。
・行動的なストレス反応――怒りの爆発、攻撃的な行動、泣く、摂食障害、引きこもり、ストレス場面からの回避行動など。
・身体的なストレス反応――動悸《どうき》、頭痛、疲労感、しびれなど。難聴、耳鳴り、めまいも身体的なストレス反応になります。

さらに、私たちが普段「ストレス」といっているものの多くは、人間関係や仕事上の悩み、家庭の問題、病気やケガへの不安など、心理・社会的ストレッサーのことをさしますが、気温や気圧の変化、ウイルスの感染や花粉症などもストレッサーになります。また、進学や結婚など嬉しいことであっても、環境の変化というストレスをもたらします。

このように、ストレスは普段の生活の中に多岐《たき》にわたり事細かに潜んでいるもので、誰もがストレスにさらされています。ですから、誰にでも多かれ少なかれストレスはあるのです。

「ストレスはありません」という方には、自分のストレスに気づくヒントとして、このようにお尋《たず》ねします。

「ストレスの要因は3つしかありません。嫌なやつ、嫌なこと、嫌な自分です。どれか思い当たることがあるのではありませんか」

すると、「あ、あの人だ」とか「あのことかな」とか「つまらないことでくよくよしている自分が嫌です」とか、何かしら出てきます。統計的には女性には「嫌なやつ」が多く、男性には「嫌なこと」が多いようですが、複数が絡んでいたり、どれかが突出していたりと、人それぞれでかなり個人差があります。

「ストレスとは無縁」と思っている人は、いま一度、「この3つの嫌」で自分の状況を考えてみてください。

重ねていいますが、そうして自分のストレスに気づくことが大切です。ストレスというのは、それに気づくだけでもそのストレスレベルが下がります。つまり、「自分にとってのストレスは何かということに気づく」こと自体が、重要な「ストレスマネジメント」の1つです。ストレスマネジメントについては、第4章で詳しくご説明します（216ページ）。

●ストレスが耳の不調をもたらすメカニズム

それでは、ストレスはどのように耳の不調をもたらすのでしょうか。

そこには、「自律神経」が大きく関与しています（図2）。

自律神経とは、私たちの意思《いし》に関係なく、呼吸や心拍、血圧、体温、消化、排泄《はいせつ》、代謝《たいしゃ》、睡眠など生命を維持するのに必要な機能を調整している神経です。「交感神経」と「副交感神経」の2つに分かれていて、ざっくりいえば、昼間活動しているときは交感神経が、夜身体を休めているときは副交感神経が、それぞれ優位になります。

これら2つの神経がシーソーのようにお互いにバランスをとりながら働くことで、私たちの心と身体は健康を保てるようになっています。

たとえば、交感神経が優位になると呼吸は浅く速くなり、心拍数は増え、血管が収縮して血圧が上昇し、心と身体は興奮して緊張モードになります。

もう一方の副交感神経が優位になると心拍数が減り、血管がゆるんで血圧も下がり、心身はリラックスモードになります。

基本的にすべての臓器は交感神経と副交感神経の支配を受けており、心身のバランスを保つためには、交感神経と副交感神経とが必要に応じてスムーズに切り替わることが重要です。

図2　自律神経とストレスの関連

本来は環境の変化に身体の状態を安定にして
身体的にも精神的にも安定にさせる神経

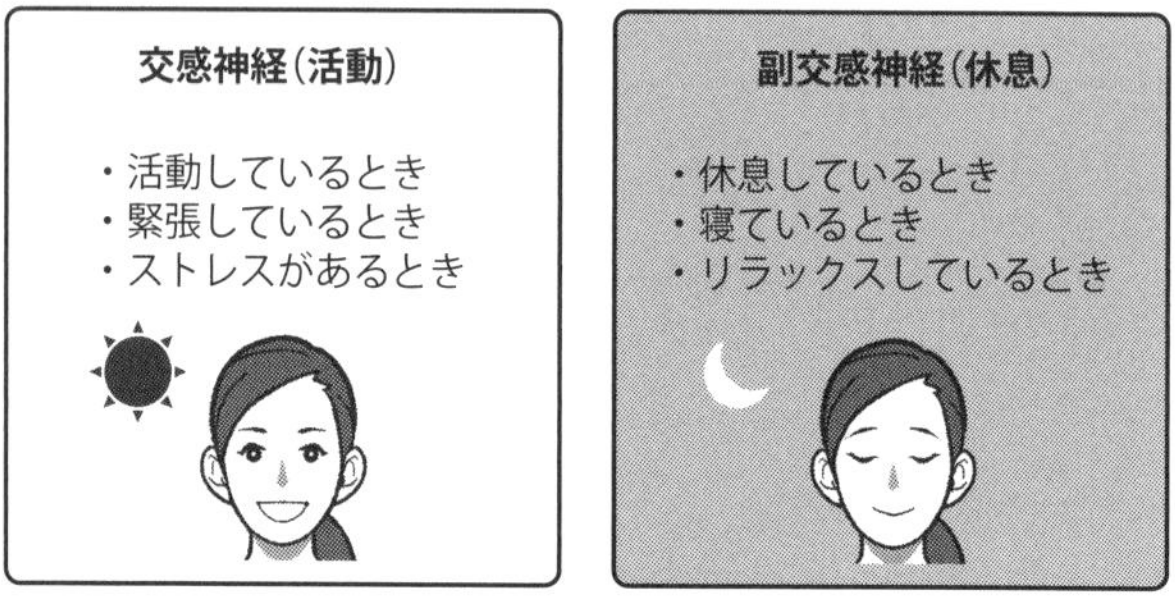
交感神経（活動）
・活動しているとき
・緊張しているとき
・ストレスがあるとき
副交感神経（休息）
・休息しているとき
・寝ているとき
・リラックスしているとき

身体と心が許せる範囲であればこの神経は正しく機能する

ストレス過多のときには異常反応を起こす！

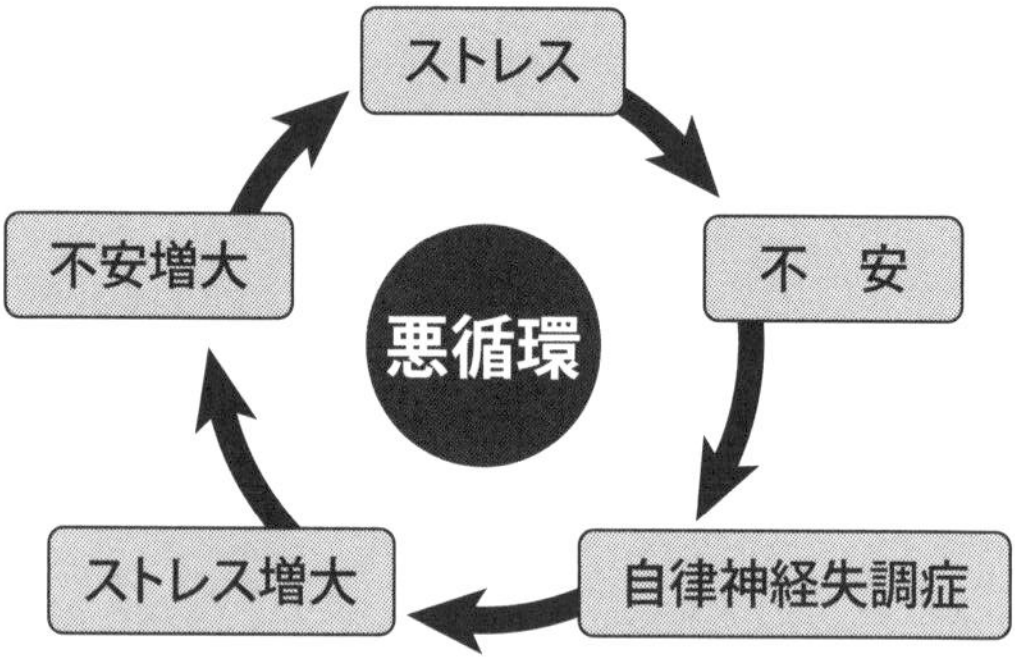

ストレスは不安を生み、自律神経を不安定にさせ、
ストレスがますます増し、心も不安定になり、
さらにストレスになる

自律神経はストレスの影響で暴走しやすい

交感神経と副交感神経という2つの自律神経を調節しているのは、脳の広範囲に網の目状に構築されている「中枢性《ちゅうすうせい》自律神経ネットワーク（Central Autonomic Network）」で形成され、略してCANと呼ばれます。

CANは、脳の進化的に新しい前頭前野から、古い脳である脳幹まで幅広く網羅《もうら》しています。そのメカニズムは、コラム「ストレスによって自律神経が乱れるのは脳の進化のせい」（34ページ）でお話ししますが、CANは、ストレスによってもたらされる不安や恐怖など不快な情報に対して著しく興奮するという特徴があり、「不快ネットワーク」とも呼ばれています。

つまり、CANはストレスにすぐに反応するわけです。すると、自動的に交感神経のスイッチがオンになります。これは、「闘争か逃走かの反応」といって、有害な出来事に出会ったときに、危険から身を守るために私たちにもともと備わっている心身の防御反応です。

サバンナで天敵と出遭った動物は、身を守るために闘うか逃げるか、どちらかの行動をとる必要があります。どちらの行動を選択するにしても、身体は瞬時に動けるよう準備をしなくてはなりません。そのため、交感神経を一気に優位にして「戦闘モード」に入るのです。

たとえば、相手をよく見るため目はらんらんとし（瞳孔《どうこう》が開く）、酸素をたくさん取りこめるよう呼吸は浅く速くなり（気道が拡がり肺の動きが活発になる）、血液を大量に送り出せるよう心臓は早鐘を打ち（動悸が激しくなる）、優先的に筋肉に血液が素早く供給されるようそれ以外の多くの部位の血管は収縮して（血圧上昇）、いつでも瞬時に動けるようスタンバイ状態になります。また、交感神経が優位になると脂汗や冷や汗など粘り気のある体液が出ますが、これも緊張モードの一環です。たとえば、手に汗握るのは、木に登って逃げるときに手がすべったりしないようにするためです。

ちなみに、副交感神経が優位になっているときは唾液《だえき》や鼻水や涙などサラサラした体液が出ます。ゆっくり食事をしているときに唾液とともに鼻水が出るのはそのせいですし、何かに感動して涙を出して泣いたりするのはリラックスモードだからできることです。

さて、森でクマやイノシシに遭遇したのならともかく、私たちの日常で起こる不快なことというのは、たとえば仕事のミスとか人間関係のトラブルとか、「軽度レベル」のストレスです。もちろん、いちいち闘ったり逃げたりもしません。そんなことをすると、もっと厄介な状況になるとわかっているからです。

命にかかわらなくてもその出来事を「不快だ」と判断するのも、また、それによって交感神経が興奮しすぎるのを抑えるのも、どちらも前頭前野《ぜんとうぜんや》の働きです。

よくいわれることですが、「適度なストレス」は私たちにプラスに働きます。たとえば、仕事のミスによって上司に叱られるというストレス体験は、同じミスをしないよう次から気をつけるなど、危険をあらかじめ防ぐという私たちが生きていくうえで不可欠な防衛能力を与えてくれます。

しかし、仕事や人間関係などの問題が長期化したり、繰り返したりしてストレス過多になり、ＣＡＮが興奮しすぎると、前頭前野もオーバーワークになって機能が低下してしまいます。すると、交感神経の興奮がうまくおさまらず、興奮状態が続くことになります。

ストレスをうまく発散できずにいると、ＣＡＮが興奮しすぎて交感神経が過度に働くような日々になります。そうすると、すぐにイライラしたり、逆に不安感にさいなまれて落ちこんだりして情緒が不安定になります。

また、血流の悪い状態が続くため、肩こりや頭痛、手足の冷えなどいろいろな不調を招くことになります。要するに、前の項目でお話しした心理的・行動的・身体的ストレス反応があらわれてきます。

このように、ストレスによって自律神経が乱れる状態で引き起こされるいくつもの症状のことを、一般的に「自律神経失調症」といいます。自律神経失調症の状態から、喘息《ぜんそく》発作や過敏性腸症候群、狭心症発作などの病気につながることもあります。

人によっては、内耳や脳内の聴覚情報を扱うエリアの活動にも影響を与えます。すると、耳の機能が低下して、難聴、耳鳴り、めまいなど耳に不調があらわれるのです。

コラム

ストレスによって自律神経が乱れるのは脳の進化のせい

神経は「中枢神経」（脳と延髄《えんずい》）と、身体中に張りめぐらされている「末梢《まっしょう》神経」に分けられます。中枢神経系は、全身から集まってくる情報を処理して指令を発信し、末梢神経系は身体の各部からの情報を中枢神経系に伝えたり、中枢神経の指令を各部に伝えたりします。

自律神経は末梢神経です。これまで、自律神経に指令を出してコントロールしている中枢は脳の視床下部《ししょうかぶ》といわれてきました。しかし、その一方で自律神経は体温や血圧など体内環境を一定に保つホメオスタシス（生体恒常性）の一翼を担っているのに、脳重量のわずか0・3％程度の小さな組織である視床下部だけでその複雑な働きをコントロールできるのか、疑問視されてもいました。また、病院やクリニックで血圧を測定すると、家で計るより高く出てしまうことのある「白衣高血圧」も、視床下部の働きだけでは説明できないことでした。

最近になって、中枢（脳と延髄）に広範囲にわたって拡がる神経ネットワークのあることが突きとめられ、その神経回路（中枢性自律神経ネットワーク、通称CAN）が自律神経系、さらには内分泌系、睡眠リズムなどを統合的にコントロールしていることが明らかになってきました。そして、そのCANでいろいろなことの説明がつくようになりました（図3）。

図3　中枢性自律神経ネットワーク＝ＣＡＮ

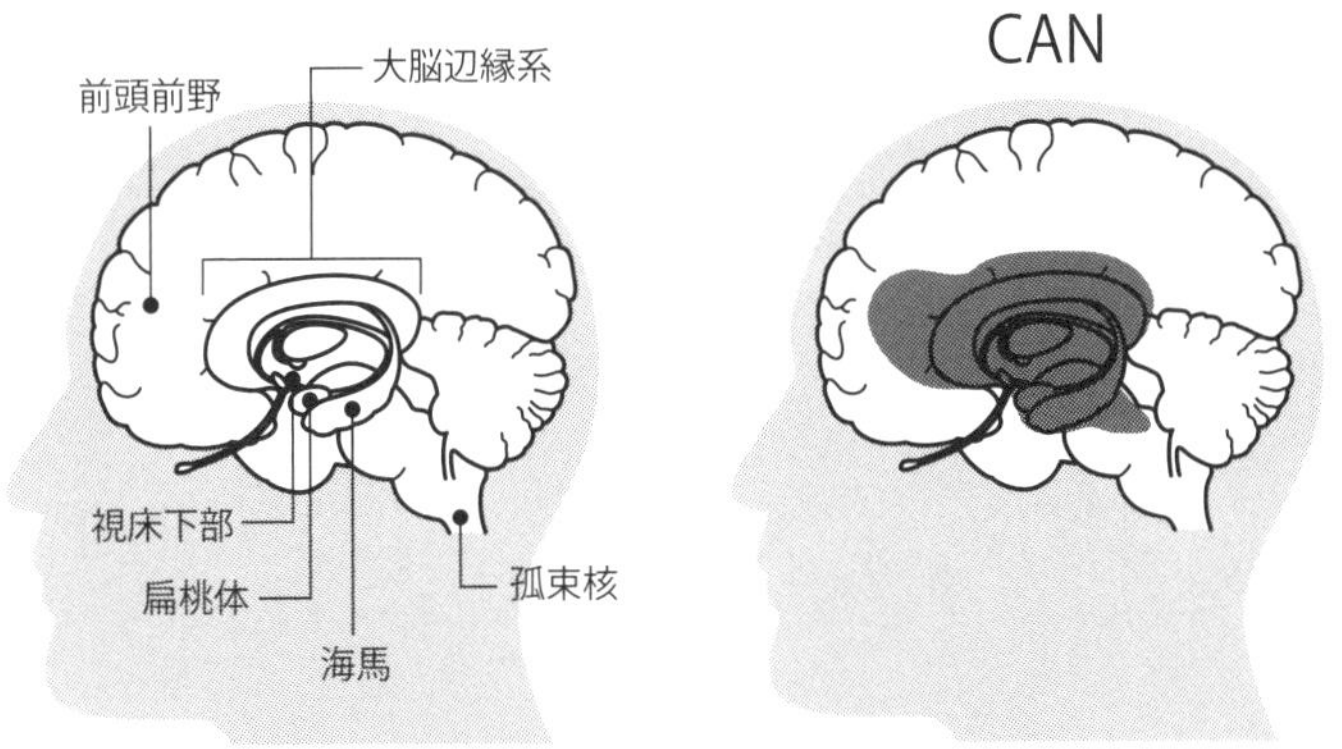

中枢性自律神経ネットワークともいう
前頭前野〜大脳辺縁系〜延髄孤束核

例）白衣高血圧

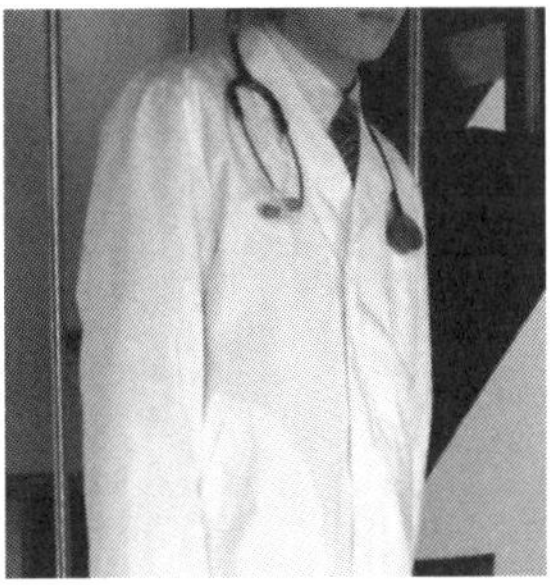

病院で白衣を見る
➡ 海馬が過去の記憶に反応
➡ 扁桃体が恐怖と反応
➡ ＣＡＮが興奮
➡ 交感神経が興奮
➡ 血圧が上がる

ＣＡＮの範囲は少し専門的になりますが、思考や意思決定など人間にとって重要な働きを担い脳の監視塔と呼ばれる「前頭前野」、主に情動・本能・感情・記憶に関係する「大脳辺縁系《へんえんけい》（海《かい》馬《ば》、扁桃体《へんとうたい》、帯状回《たいじょうかい》など）」、自律神経・内分泌・食欲・性欲・聴覚系に関与する「間脳《かんのう》（視床、視床下部、下垂体《かすいたい》）」、生命の維持に重要な呼吸・循環を調節する働きを担う「脳幹《のうかん》」など、脳のさまざまな部位をつなぐ幅広いネットワークを形成しています。視床下部もＣＡＮの一部分です。

つまり、本能や情動、視覚情報、記憶、血圧、思考などが、ＣＡＮによって総合的に結びついているのです。

これによって、白衣高血圧も次のように説明することが可能になりました。

子どもの頃に病院で注射をして痛い思いをした経験があると、白衣を見た瞬間（視覚情報）に無意識に過去の恐怖体験が想起され（海馬による記憶）、「またなったらどうしよう」と瞬間的に感じ（扁桃体による恐怖反応）、緊張することで（ＣＡＮが興奮）血圧が上がる（交感神経が働いて血圧上昇）、というわけです。

本文でもお話ししていますが、ストレスが多くなるとＣＡＮの興奮を抑えられなくなり、その結果、交感神経が異常に興奮した状態になります。すると夜よく眠れなくなります。睡眠がとれないと身体の疲労もとれません。そうしてストレスが癒されず蓄積すると、またＣＡＮが興奮して……という悪循環に陥《おちい》ります。

これは、人間の脳が高度に進化したことによってもたらされるマイナス面ともいえるでしょう。というのも、「ああ今日は嫌だ！」とか「あいつはすごく嫌いだ！」と考えるのは前頭前野であり、ここは脳の中でも高度に進化した領域だからです。

これに対して、かつて自律神経の中枢と考えられていた視床下部は「爬虫類《はちゅうるい》の脳」といわれる古い脳の領域であり、摂食行動や性行動といった本能行動に関与していますが、前頭前野が発育したおかげで、私たちはストレスをよけいに感じやすくなり、そのため、自律神経が乱れやすくなったのです。

ちなみに、日本ではCANの存在はまだ広く知られておらず、いまも「視床下部が自律神経を支配している」という古典的な概念で捉えている人は少なくありません。しかし、欧米では自律神経の中枢は、多くの部位が関与して構成されている神経ネットワークのCANであることが当たり前になっています。

ストレスのサインを見逃さない

ここまでのおさらいです。

「ストレスは自律神経を乱し、耳の不調を憎悪させる。したがって、耳の不調を改善するには、ストレスにいかに対処するかが重要。それにはまず、自分のストレスに気づくこと。自分のストレスに気づくと、それだけでストレスレベルは下がり、耳の不調も改善する」

しかし、ストレスに気づいていない人も少なくありません。

先ほど、そのような人のために、「ストレスの原因に気づくヒントは、嫌なやつ・嫌なこと・嫌な自分だ」というお話をしました。

それでも、ピンとこないという方もいらっしゃるかもしれません。

そこで、「見てわかる」ストレスのサイン、慢性的にストレスにさらされ、脳が疲れていることに気づくための4つのサイン――「ベートーベンのしわサイン」「刑事コロンボ現象」「デモダメ・ゲーム」「肩のため息」――をご紹介します。

いずれも私がネーミングしたものですが、これらは脳が疲れきっている人に見られる共通の特徴です。それぞれ簡単にご説明します。

＊ベートーベンのしわサイン

精神神経科の世界では、慢性的にストレスのかかっている人やうつ病の人には、眉間《みけん》にしわができていることが多いということがよく知られています。

理由はやはりＣＡＮです。しわを寄せる筋肉がストレスと関連の深い青斑核《せいはんかく》と密接な関係があり、ストレスによってＣＡＮが興奮しすぎると青斑核も興奮することで眉間のしわが深くなると考えられています。

以前は、眉間のしわのことを、うつ病と眉間のしわの関係を発見した医師の名前をとって「フェラグートのしわ」と呼ばれていたこともあります。

私は、「ベートーベン」というと眉間にしわを寄せた音楽室の写真が頭に浮かぶ人も多いと思い、こう名づけました。

＊刑事コロンボ現象（古畑任三郎現象）

中高年の方なら、１９７０年代に放送されて人気を博したアメリカのテレビドラマ「刑事コロンボ」をご存じの方も多いと思います。

主人公のコロンボは、容疑者に狙いを定めると、いったんは聞きこみを終えて帰ろうとするけれど、「すいません、もう1つだけ」といってまた戻ってきます。それを何度も繰り返すので、容疑者はたまったものではありません。

コロンボをご存じない方は、日本の刑事ドラマ「古畑任三郎《ふるはたにんざぶろう》」といえばわかるでしょうか。古畑任三郎も帰りかけては「あー、すみません」などといって戻ってくると質問を重ねます。ちなみに、脚本を手がけた三谷幸喜《みたにこうき》氏は刑事コロンボが大好きで、古畑任三郎が誕生したとおっしゃっています。

彼らと同じようなことをする患者さんがいます。診察が終わり「ありがとうございました」といって帰りかけるので、次の患者さんを呼ぼうとすると、ドアを出る間際に「そういえば先生、これはどうなんでしょう」とまた戻ってきて質問をします。一度ならともかく、それを3回、4回と繰り返して、なかなか帰ろうとはしません。

ドアから出て、別な患者さんを押しのけて、ドアノブで行ったり来たりすることがあり、「ドアノブ現象」と呼ぶこともあります。

これは心身症（ストレスがかかりすぎてそれが癒されず精神的に追いこまれて起こる症状）の人に見られる症状の1つで、心の中で不安を解決できない人たちの特徴です。私はわかりやすく「刑事コロンボ現象」と呼んでいます。

「刑事コロンボ現象」の見られる患者さんの眉間には、たいてい「ベートーベンのしわサイン」を認めることが多いです。

＊デモダメ・ゲーム

相手の発言を何かにつけて否定する人がいます。相手にケチをつけるのは、自分に自信が持てないからであり、心の中は不安に支配されています。

患者さんにも、「こうしたらいいですよ」と提案をすると、「でも、それはちょっと」とか「できません」とか条件反射のように即座に否定をし、何をいっても聞き入れようとしない方がいます。

このように、相手のいうことをいちいち「でも」とか「ダメ」とかいって否定することを、私は「デモダメ・ゲーム」と呼んでいます。

「デモダメ・ゲーム」をする人にも、たいてい「ベートーベンのしわサイン」が出ています。自分では気づいていなくても、それだけストレスを抱えているということです。

誰しも頭ごなしに否定をされるといい気分はしないもの。「デモダメ・ゲーム」をする人は、悪気はなくても相手から嫌がられ、人間関係で損をしがちです。

人間関係がトラブルと、さらに大きなストレスを呼ぶことになり、負のスパイラルに陥ることになります。

＊肩のため息

「肩のため息」にも注意をしてください。

ストレスがかかるとＣＡＮが興奮して交感神経が働き、身体は緊張モードになって硬くなり、呼吸は浅く速くなります。そのため、不安や悩みを抱えているときは、たいてい「肩呼吸」になっています。

その状態が長くなると息苦しくなるため、身体はそれを緩和しようとして、ときどき肩を上げて深い呼吸をします。これが「肩のため息」と呼ばれるものです。

ストレスや悩みがあって、気持ちが落ちこんでいるときに肩のため息が出てしまうのは、このような理由からで、肩のため息が多いとそれだけストレスも大きいと考えられます。実際に肩のため息が多い人で、それがうつ病のサインになっている人もまれにいます。

「ストレスがたまっているときはため息をつくといい」という人もいますが、意識的に深い「ため息」をついても身体の緊張は解けないといわれています。実際に、私は健康な人と心身症の人で脳波と自律神経の測定装置をつけた研究を行い、ため息だけでは脳も自律神経も緊張はとれませんでした。

そこで、その研究を進めて、身体の緊張をほぐす方法を検証しました。それが、「ゆっくり息を吸って、止めて、できるだけ長く吐き出すヨガ的呼吸法」です。それを普段から心がけるだけでも効果があります。ストレスを緩和させる呼吸法については、第4章でご紹介します（198ページ）。

4つのサインの1つでも出ていたら要注意

これら4つのサインは、いずれも脳の疲れに気づく手がかりになります。

このうち、もっともわかりやすいのは、「ベートーベンのしわサイン」です。鏡で自分の顔を見れば、自分自身で気づくことができます。

鏡の中に「ベートーベンのしわサイン」を見つけたら、要注意です。

重ねていいますが、「刑事コロンボ現象」と「デモダメ・ゲーム」の症状の出ている人には、たいてい「ベートーベンのしわサイン」も出ています。2つのサインが同時に出ているということは、かなりストレスがたまっていると考えられます。ただ、「刑事コロンボ現象」と「デモダメ・ゲーム」は、自分自身ではわかりにくいところがあります。家族や友人に、そういうサインが出ていないかを、一度確認してみるといいかもしれません。

また、「肩のため息」が多いのも、かなり脳が疲れきっているという意味で危険な状況である、というサインです。

4つのサインのうちどれか1つでも見つかった方は、ストレスを相当に蓄積させています。そのまま放置していると、うつ病を発症することもまれにあります。

これを機に、ぜひ4つのサインが出ていないかを確認してみてください。

コラム

ベートーベン自身の眉間のしわは難聴が原因!?

日本では楽聖とも呼ばれるベートーベンは、重度の難聴に苦しんでいたことでもよく知られています。難聴の原因は諸説ありますが、最近では「若年発症型両側性感音難聴」ではないかといわれています。

若年発症型両側性感音難聴は、若年（40歳未満）で発症し、両耳とも軽度からはじまり、だんだんだんと進行して重症化していく難聴が主な症状です。

難聴の進行にともない耳鳴りやめまいなどを併発する例も多く、日常生活や社会生活に大きな支障をきたすことがあります。

原因は遺伝子の変異であることが明らかになっており、現在までに11の原因遺伝子が特定されています。遺伝子変異が原因ですが、両親が難聴でなくても子どもだけが発症することもあります。また、過度のアルコール摂取は、症状を憎悪《ぞうお》させることもわかっています。

現在でも有効な治療法は確立されておらず、症状に応じて補聴器や人工内耳を用いて聞こえを補う治療が行われます。

ベートーベンも20代後半から両側の耳が聞こえにくくなり、30歳になる頃には症状が進行して重度の難聴に、40歳頃には全聾になったといわれています。また、大のワイン好きで、毎日ボトル1本あけていたともいわれ、肝硬変だったこともわかっています。

このように、難聴の発症時期や進行状況から「若年発症型両側性感音難聴」説が有力視されています。

おそらく、作曲家でありながら音がほとんど聞こえないという大きなストレスが、眉間の深いしわになっていたのかもしれませんね。

「ねば・べき思考」「先取りの不安」をする人も要注意

人それぞれ「ついついこう考えてしまう」という考え方のクセ、思考のパターンがあります。「プラス思考」「マイナス思考」というのもそうです。

考え方のクセによっては、ストレスを増大させることがあります。

うつ病や不安障害の治療の1つになっている「認知行動療法」は、考え方のクセ（認知の歪《ゆが》み）を見つけて思考のバランスを整えることで、ストレスを減らしていくことができるという理論に基づいた精神療法です。

認知行動療法でいうところの「認知の歪み」とは、問題になることが多い考え方のクセということですが、その中の1つが「ねば・べき思考」です。これは、「○○せねばならない」とか「こうすべき」という言葉を使って、自分の行動を縛ってしまう考え方です。

自分の能力の範囲内であればいいのですが、それを超えたことへの義務感にさいなまれると、必要以上に自分を責めてしまうことになり、それが大きなストレスとなります。

「先取りの不安」もよくありません。

「こうなったらどうしよう」と否定的な予測をして、起きてもいないことを起きたかのように考えて心配する思考パターンで、思春期から起こる思考パターンですが、とくに高齢者に少なくありません。

誰でも先のことを考えて不安になることはあります。不安に感じたことが、いますぐ自分で何とかできる範囲のことであれば、対処していく中で不安は解消されていきます。

しかし、自分ですぐに対処できないことであれば、不安にさいなまれ続けることになり、ストレスのレベルはどんどん高まります。

この先、起こるかどうかもわからないことを先取って心配しているとキリがありません。「先取りの不安」の奴隷になってしまうと、脳の疲労から耳の健康を損なうだけでなく、心を病むことにもなりかねません。

あなたの耳は大丈夫？――耳の健康度チェック

ここまでお話ししてきたように、耳の不調にはストレスによる自律神経の乱れが大きくかかわっています。ですから、耳の健康の維持・回復のためには、日頃から自分のストレスを意識し、それをためないようにすることが大切です。

そこで、まずは自分のストレス度や自律神経の状態をチェックしてみましょう。

ここでは、私が患者さんに行っている「自律神経チェックリスト（新版）」（**図4**）、「自己診断チェックシート（SRQ-D）」（**図5**）、「耳鳴り度のチェック（改訂版）」（**図6**）の3つをご紹介します。

これらを行うことで、今の自分の状態をつかむことができます。また同時に、ストレスの原因についても考えてみてください。

図4　自律神経チェックリスト（新版）

当てはまる項目に○、とくに症状の強い項目には◎をつけてください

	体調のおもな症状	○◎
1	フラツキや立ちくらみをすることがある	
2	胸さわぎや心臓がドキドキすることがある	
3	息苦しくなることがある	
4	寝苦しい、寝つけない、すぐに目が覚めることがある	
5	手足が冷えることがよくある	
6	緊張すると、すぐに下痢や便秘になることがある	
7	肩こり、首こり、腰痛になることがある	
8	夕方から夜になるにつれて手足がだるくなることがある	
9	緊張で身体の一部に汗をかくことがある	
10	起床時に、熟睡感がなく、身体のだるさを感じることがある	
11	胃もたれや胃痛が起こることがある	
12	低気圧の通過や季節の変わり目など、気候の変化に体調が左右されることがある	
13	まぶしさを感じることがある	
14	脈が飛ぶことがある	
15	のどの奥が詰まった感じがすることがある	
合計		

判定　**○は1点、◎は2点として合計します**

2点以下：健康
3～4点：異常と健康の境界
5～9点：自律神経が疲れている
10点以上：かなり自律神経が疲れている

＊自律神経チェックリスト（新版）

ストレスがあると耳の不調が憎悪するのは、ストレスが自律神経の働きを乱し、内耳やその周辺の血液循環を悪化させるためです。ということは、自律神経の状態を知ることで、逆にストレス度をおしはかることができます。

＊自己診断チェックシート（SRQ-D）

これは軽症のうつ状態をチェックする自己診断シートです。うつ病はたび重なる精神的ストレスをきっかけに発症することが多いといわれており、うつ度をチェックすることでもストレス度がわかります。なお頭痛や肩こりなど体調の変化を問う項目が多く含まれているのは、身体の不調のように思われがちな症状も、実は精神的ストレスによって引き起こされるものも少なくないためです。

＊耳鳴り度のチェック（改訂版）

ストレスによる脳の疲労があると、耳鳴りのレベルは跳ねあがります。したがって、耳鳴りがどの程度かを知ることで、ストレス度をおしはかることができます。「耳鳴り度のチェック（改訂版）」にある質問は、耳鳴りがあなたにどのような障害を引き起こしているかを調べるためのものです。各項目について、当てはまるものに○をつけ、最後に点数を合計してください。

図5 自己診断チェックシート（SRQ-D）

この検査は、体調の疲れを主症状として軽症うつ病発見の手がかりの１つとして行う簡易テストです。該当欄に〇をつけます　東邦大学方式（改）

		いいえ 0点	ときどき 1点	しばしば 2点	つねに 3点
1	身体がだるく疲れやすいですか				
2	騒音が気になりますか				
3	最近気が沈んだり気が重くなることがありますか				
4	音楽を聴いて楽しいですか				
5	朝のうち特に無気力ですか				
6	議論に熱中できますか				
7	首筋や肩がこって仕方がないですか				
8	頭痛持ちですか				
9	眠れないで朝早く目覚めることがありますか				
10	事故やけがをしやすいですか				
11	食事が進まず味がないですか				
12	テレビを見て楽しいですか				
13	息が詰まって胸苦しくなることがありますか				
14	のどの奥に物がつかえている感じがしますか				
15	自分の人生がつまらなく感じますか				
16	仕事の能率があがらず何をするのもおっくうですか				
17	以前にも現在と似た症状がありましたか				
18	本来は仕事熱心で几帳面ですか				
合計					

「いいえ」が０点、「ときどき」が１点、「しばしば」が２点、「つねに」が３点とします
※質問の２、４、６、８、10、12 に関しては加点しません

判定

0～5点：健康　**6～10点：少し疲れている**
11～15点：疲れぎみ　**16点以上：かなり疲れている（うつ傾向あり）**

図6　耳鳴り度のチェック（改訂版）

この検査は、耳鳴りがあなたにどのような障害を起こしているか調べるものです。各質問について、当てはまるものに○をつけ、最後に点数を合計してください。

		よくある	たまにある	ない
1	耳鳴のせいで集中するのが難しい	4	2	0
2	耳鳴のせいで人の話が聞き取りにくい	4	2	0
3	耳鳴のせいで怒りを感じる	4	2	0
4	耳鳴のために混乱してしまう	4	2	0
5	耳鳴のために絶望的な気持ちになる	4	2	0
6	耳鳴について多くの不満を訴えてしまう	4	2	0
7	耳鳴が夜間の入眠の妨げになる	4	2	0
8	耳鳴から逃げられないかのように感じる	4	2	0
9	耳鳴のせいで社会的活動（外食をする・映画を観るなど）を楽しめない	4	2	0
10	耳鳴のせいで不満を感じる	4	2	0
11	耳鳴で自分がひどい病気であるように感じる	4	2	0
12	耳鳴のせいで人生を楽しむことができない	4	2	0
13	耳鳴が仕事や家事の妨げになる	4	2	0
14	耳鳴のせいで怒りっぽくなることが多い	4	2	0
15	耳鳴が読書の妨げになる	4	2	0
16	耳鳴のために気が動転する	4	2	0
17	耳鳴の問題が家族や友人との関係にストレスを及ぼしていると感じる	4	2	0
18	耳鳴から意識をそらして耳鳴以外のことに意識を向けることは難しい	4	2	0
19	耳鳴はどうすることもできないと感じる	4	2	0
20	耳鳴のせいで疲労を感じることが多い	4	2	0
21	耳鳴のせいで落ち込む	4	2	0
22	耳鳴のせいで不安になる	4	2	0
23	もうこれ以上耳鳴に対処できないと感じる	4	2	0
24	ストレスがあると耳鳴もひどくなる	4	2	0
25	耳鳴のせいで自信が持てない	4	2	0
合計				

判定 0～16点：**軽度**　18～48点：**中等度**　50～100点：**重度**

（出典：Audiology Japan 62, 607-614. 2019）

「自律神経チェックリスト（新版）」と「自己診断チェックシート（SRQ-D）」のいずれにおいても、「かなり疲れている」という判定で、さらに「耳鳴り度のチェック（改訂版）」でも重度であった方は、すぐに病院で診てもらうことをおすすめします。

自律神経を整えて耳を元気にする超簡単な方法

自律神経は、ホメオスタシス（身体の恒常性。体温や血圧といった体内環境を常に一定に保とうとする機能のこと）を保つために、自分の意思とは関係なく24時間働き続けている神経です。

ということは、「自分の意思では動かすことはできないのか」というと、その答えは「ＹＥＳ」であり「ＮＯ」でもあります。

どういうことか説明しましょう。

自律神経の働きそのものを、自分の意思で止めたりすることはできません。ですが、身体の外から物理的な刺激を与えることで、自律神経に働きかけ、バランスを整えることはできます。

そのカギとなるのが、ツボと筋膜です。

「ツボ」は東洋医学の「気」の概念に基づいたもので、「気」とは生命エネルギーそのものをさします。「気」は体内に張りめぐらされている「経絡《けいらく》」を通って、内臓や筋肉、皮膚に働きかけます。

経絡上には気が出入りしたり、合流したり、分岐したりするジャンクションである「経穴《けいけつ》」があり、これがいわゆる「ツボ」です。ツボは経絡上に沿って全身に点在しています。

ツボを刺激することで、経絡を流れる「気」を調整でき、「気」の流れがスムーズになると、経絡とつながる臓腑が活性化されて、体調が整います。WHO（世界保健機関）によってもその治療効果は認められており、現在、経絡や361のツボが定められています。

「筋膜」は、タンパク質の線維でできた伸縮性のある薄い膜で、全身に網の目のように張りめぐらされており、筋肉だけでなく、骨、関節、内臓器官、血管、神経など身体のあらゆる構成要素を包みこんでいます。ボディスーツのようにそれぞれの組織が適正な場所に位置するよう支えているため、「第二の骨格」ともいわれています。

筋膜が正常な状態に保たれていると、筋肉や関節の働きもよくなり運動機能が向上します。すると、交感神経と副交感神経それぞれのスイッチが入りやすくなり、自律神経が整い元気になります。

「耳を引っぱってねじる」だけで運動と同じ効果が！

さて、耳には、自律神経に関係するツボが集中しています。また、耳介軟骨筋膜、側頭筋膜、後頭下筋膜など、さまざまな筋膜が集まっているところでもあります。

そこで、私は、耳を引っぱったりねじったりすることで、自律神経に刺激を与えてバランスを整えることのできる「筋プリ耳ねじり」（図7）を考案しました。これは、次にコラムで紹介する「筋膜プリプリ体操」の簡易バージョンでもあります。

自律神経を整えるには、ウォーキングなどの有酸素運動が有効であることが、すでに科学的に証明されており、本書でもご紹介しています。しかし、運動習慣のない方には、いきなり実践するのは気が重いかもしれません。

その点、この「筋プリ耳ねじり」は「耳を引っぱってねじるだけ」なので、気の向いたときに、どこでも簡単にできて、運動と同じような効果を得ることができます。

実は、かつてボランティアで東日本大震災の被災地に出向いたときに、この「筋プリ耳ねじり」をご紹介したところ、一通りの動きを行ったあと「1時間たっても耳はもちろん身体が温《あたた》かった」という声が聞かれたほど抜群の効果を発揮してくれました。実際に、耳まわりを中心に、首まわりまで温かくなります。人によっては全身が温かくなる人もいます。

耳の不調を自覚しているという人も、とくに感じていないという人も、この筋プリ耳ねじりをぜひ一度試してみてください。そして、「これなら気軽にできていい」と感じられたなら、そのまま習慣にしてください。

「筋プリ耳ねじり」を続けていれば、何かストレスがかかって自律神経のバランスが乱れても、またすみやかに整っていくはずです。

耳の上部・真ん中・下部の3ヵ所で行います。

ポイントは耳を指でつまんで、「両肘《ひじ》」を外、後ろ、下に動かすことで効果が上がります。

図7　筋プリ耳ねじり

筋プリ耳の上部ねじり

1 耳の上部をつまんで準備

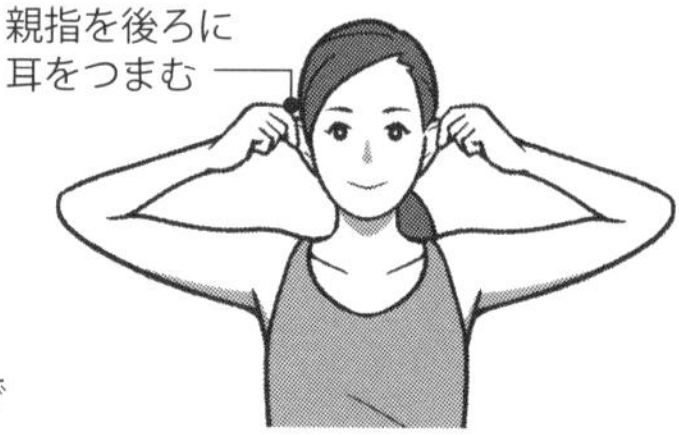

両耳の上部を、右の耳は右手で、
左の耳を左手で、それぞれ親指を後ろ、
人差し指が前に来るようにつまむ。
このとき、両肘はピンと外に張った状態で

2 前から後ろにねじる

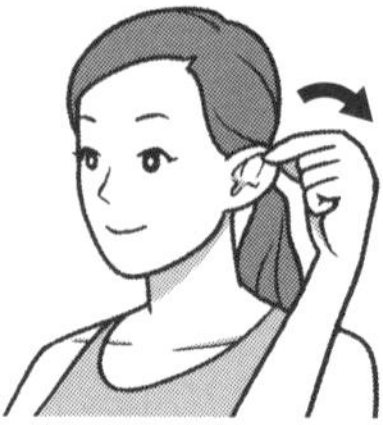

耳の上部を斜め上に引っぱりながら
後ろに倒すように、手のひらを
返して耳をねじる

3 外に引っぱる

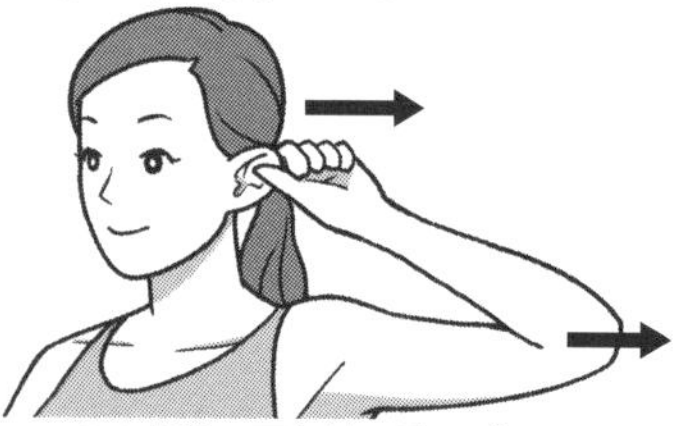

２の状態で耳を外へ引っぱる。
両肘を外へ広げる要領で

4 肘を広げて後ろへ引っぱる

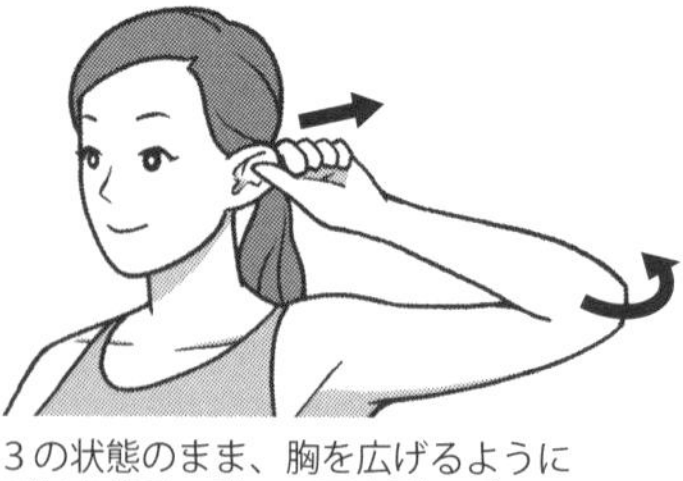

３の状態のまま、胸を広げるように
両肘を後ろへ引いて耳を引っぱる

5 下に引っぱる

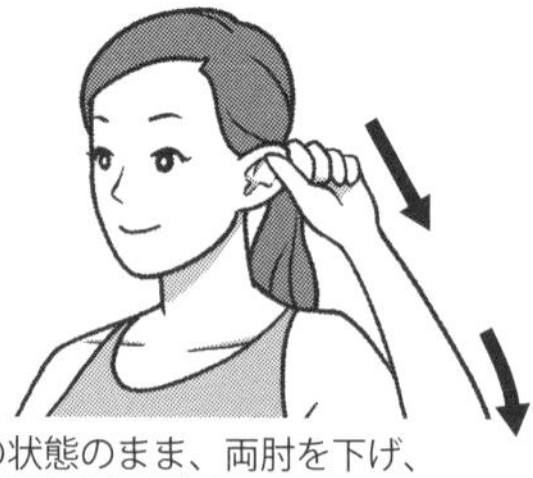

４の状態のまま、両肘を下げ、
耳を下に引っぱる

耳の真ん中ねじり

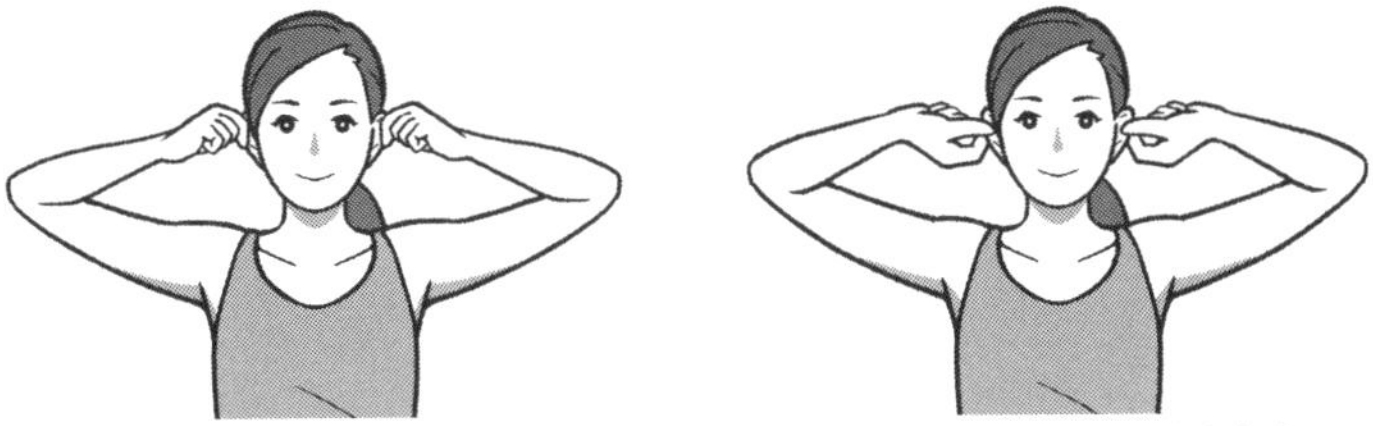

耳の真ん中を、親指を後ろにして持ち、耳の上部ねじりと同じことを行う

耳の下部ねじり

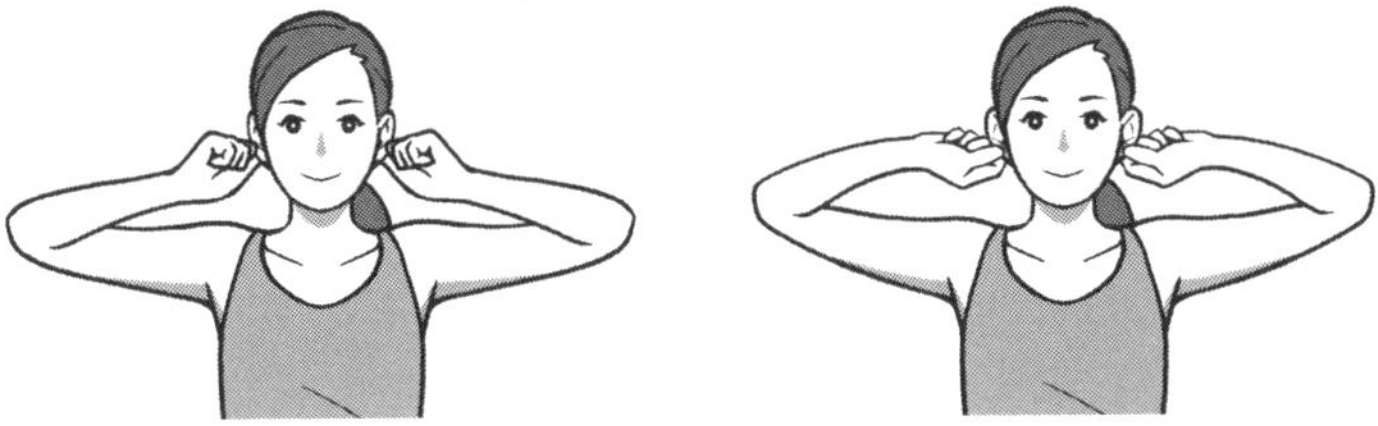

耳たぶを、親指を後ろにして持ち、耳の上部ねじりと同じことを行う

次は後ろから前に耳をねじります

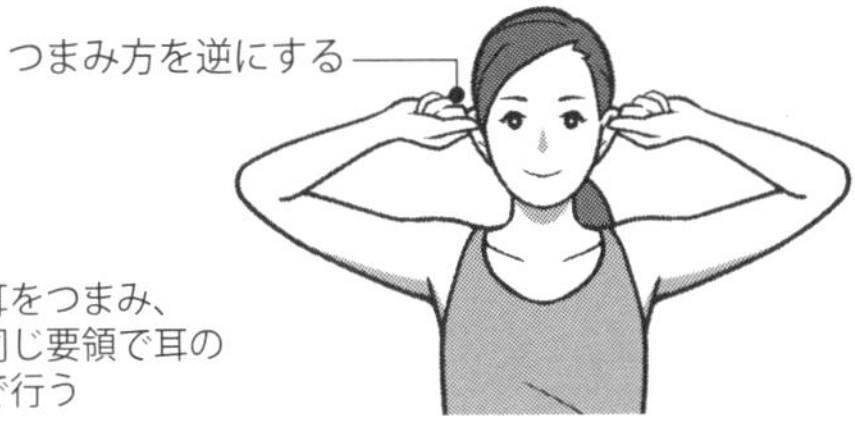

今度は、「親指を前」にして耳をつまみ、
「後ろから前」にねじって、同じ要領で耳の
上部・真ん中・下部の３ヵ所で行う

「筋プリ耳の上部ねじり」だけでも耳から首まわりの血流がよくなり耳から首が温かくなります。

コラム

自律神経を整える「筋膜プリプリ体操」

筋膜も、加齢や運動不足あるいは緊張やケガなど、さまざまな内的・外的ストレスによって、短縮や過緊張が起こって変形し状態が悪くなってきます。

しかし、筋膜は圧力を加えて動くことでなめらかになり、可動域が広がるため、簡単な体操によって正常な状態に戻せることが、近年の研究によってわかりました。

私の考案した「筋膜プリプリ体操（略して筋プリ体操）」は、たとえば、脚をクロスさせて立ち、上体をねじってからおじぎをするように前屈する「おじぎねじり」（図8）など、身体を大きくひねることで筋膜を伸ばし正常な位置に戻りやすくすることを目的としています。

身体をねじるのは、筋膜の動きをなめらかにするためです。

ぞうきん絞りをイメージしてください。ぞうきんは、両手で端を持ち、それぞれの手を逆方向にねじって絞ります。絞られたぞうきんからは水がにじみ出てきます。このとき、強く絞るとぞうきんに含まれている水分はあっという間に落ちて、ぞうきんは乾いた状態になります。しかし、ゆっくりと絞ると、ぞうきん全体がまだ水分をたっぷりと含んだ状態で、表面は中からにじみ出

図8　筋膜プリプリ体操：おじぎねじり

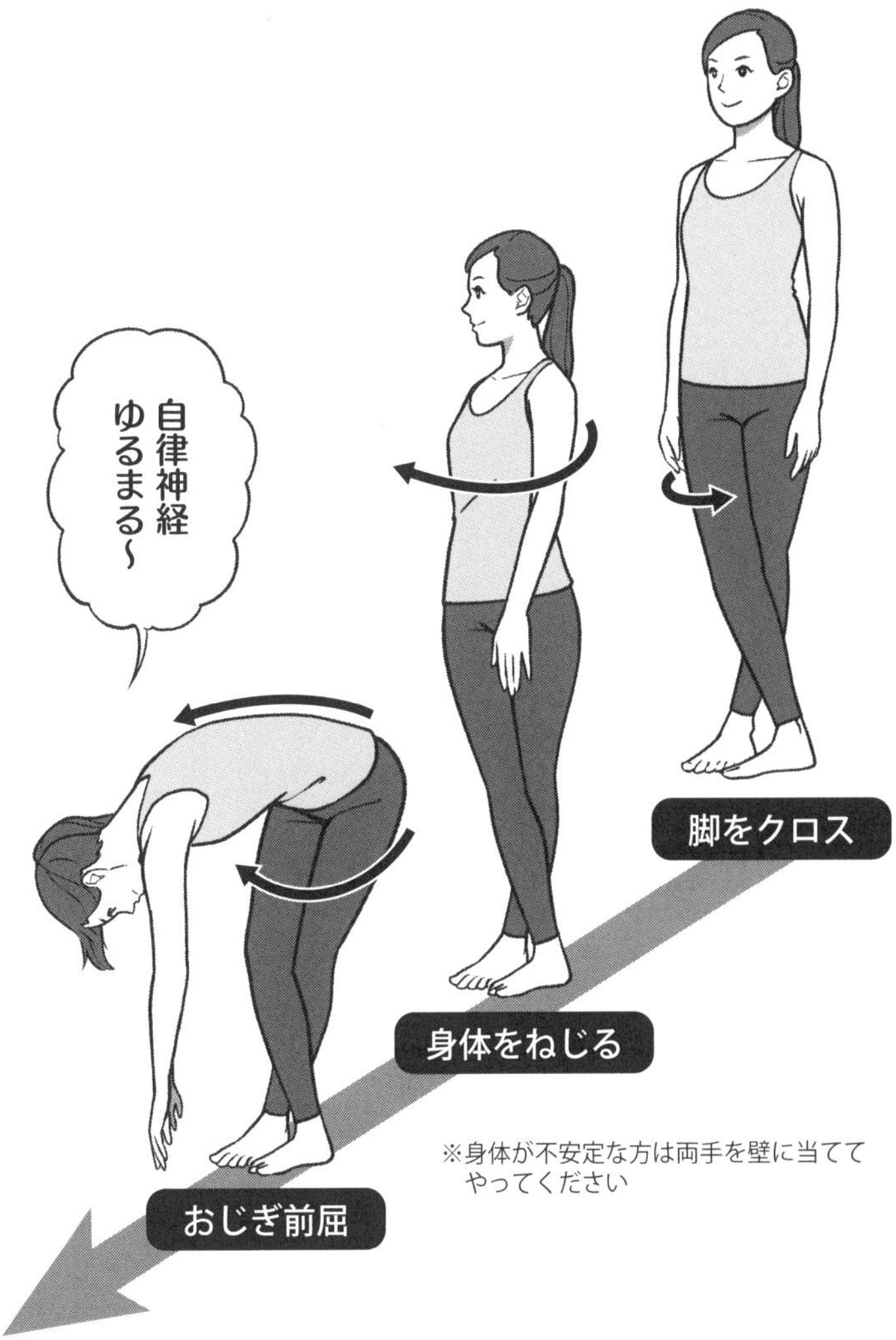
自律神経
ゆるまる〜
脚をクロス
身体をねじる
おじぎ前屈

※身体が不安定な方は両手を壁に当てて
やってください

てくる水分でひたひたの状態になります。

実は、身体をゆっくりとねじったときもこれと同じような現象が起こるのです。

毛細血管からは1日に約20リットルの水分が組織に染み出しており、このうち血管に再吸収されずに組織間に残った液体のことをリンパ液と呼びます。身体の起点を決めてゆっくりと身体をねじると、周辺の毛細血管から筋膜の表面にリンパ液がにじみ出てきます。筋膜はコラーゲン繊維からできていて、その繊維の隙間がリンパ液で満たされると、筋膜の網の目が柔らかくなり、バラツキやねじれがなくなって整ってきます。筋膜が正しい位置に戻ると内臓や神経、骨、筋肉、関節の動きが活発になって、滑走性といって全身の動きがよくなり、自律神経のバランスも整います。


「筋膜プリプリ体操」については、自著『自律神経が元気になる　30秒筋膜プリプリ体操』にて詳しくお話ししています。興味のある方はそちらにも目を通してみてください。

＊おじぎねじり
脚をクロスして身体をねじってからおじぎするように前屈する。筋膜が伸ばされたあと、自律神経がゆるむ。

第2章

加齢で直面する難聴・耳鳴り・めまい

難聴

●なにより「耳の聞こえ」が大問題

「はじめに」でもお話ししましたが、耳の不調は晩年の人生に大きな影響を与えます。

たとえば、「若い頃に比べると、ちょっと聞こえづらくなってきたな」とか「そういえば、最近、耳鳴りがよくするな」とか、何かしら不調を感じているのに、「まあ、そういう歳だから」とか「気のせいかな」などと放っておくと、いずれ後悔することになりかねません。

これを機に、自分の耳の状態に意識を向けてください。

耳の主な不調には、耳鳴りやめまいもありますが、働き盛りの人のみならず、70歳からの人生においてもっとも重要なのは「耳の聞こえ」です。

まずは、難聴についてお話しします。

加齢性難聴

●歳をとれば誰にでも起こる「加齢性難聴」

第1章でお話ししたように、ほとんどの人は気づかないものの、実は耳の加齢性変化自体は20歳頃からはじまっており、1万ヘルツ以上の高音域から聞きとれなくなっていきます。

個人差はあるものの40代、50代になると耳の加齢性変化が進行して「聞こえにくさ」を自覚するようになり、その後はどんどん「聞こえ」が悪くなっていきます。

こうした加齢とともに日常生活の中で耳の聞こえが悪くなっていく難聴を「加齢性難聴」といいます。

加齢性難聴の起こる直接の原因は、加齢によって内耳の蝸牛《かぎゅう》の有毛細胞が脱落すること、つまり耳の毛がハゲることです。また、老化によって、蝸牛から出て脳に音の情報を伝える「聴覚神経」のどこかに異常が起こることもあります。

蝸牛の有毛細胞は一度脱落すると、二度と生えてこないため、加齢性難聴は一度起こると進行する一方になります。

しかし、発症や進行は止められなくても、発症のタイミングを遅くしたり、進行のスピードを抑えることは可能です。

あなたはどのくらい聞こえていますか？

加齢性難聴は加齢が原因ですから、誰しも起こる可能性はありますが、そのタイミングや進行のスピードは人によって異なります。

「聞こえ」に問題が生じていないかをセルフチェックしてみましょう。加齢性難聴は高音域からはじまるので、どれだけ高い音が聞こえているかがチェックのポイントになります。

＊加齢性難聴のセルフチェック法

ここであなたに質問です。

あなたは、脇の下にはさんだ電子体温計が「ピピッ」と鳴る音を聞きとれますか？

あのピピッ音はだいたい８０００ヘルツです。電子体温計の音が聞こえないということは、その聴力がかなり落ちているということ。すでに加齢性難聴が起こっています。

電子体温計のピピッ音を聞きとれるか、聞きとれないか。

加齢性難聴があるのかないのかを、もっとも簡単にチェックする方法です。


電子体温計の音が聞こえないという人は、さらに「指こすり試験」を行ってみてください。これは本来、幼児の耳が聞こえているかを検査する方法ですが、加齢性難聴の進行度を知るのにも有効です。

［指こすり試験］

① 鏡の前で、左右どちらかの耳の横に片腕をピンと伸ばした状態（耳もとから50センチ〜60セ

ンチ離れた位置）で指をこする

② ①の位置で聞こえない場合は、少しずつ腕を縮めていき、聞きとれる位置を確認する。もう一方の耳も同じように行う

乾いた親指と、人差し指と中指の先を軽くこすり合わせると、カサカサという音がします。この音はだいたい2000ヘルツで女性の声高い周波数帯に一致しています。

腕をピンと伸ばした状態で指をこすり、カサカサという音を聞きとれれば正常です。ですが、腕を伸ばした位置では聞こえないという方は、すでに加齢性難聴が進行して、会話にも支障が出はじめているはずです。

たとえば、ニュース番組ではたいていアナウンサーが男女ペアになっていますが、男性アナウンサーの伝えるニュースは聞こえるのに、女性アナウンサーが伝えると聞きとりにくいという人は、2000ヘルツの難聴の可能性があります。この「指こすり試験」で確認してみてください。

指を耳もとまで近づけても聞こえないという場合は、難聴が相当進んでいます。すぐに耳鼻科を受診することをおすすめします。また、普通、左右差はありませんが、もし突然に左右で異なる感じがした場合は「突発性難聴」など別の原因の可能性もあります。その場合は早めに耳鼻科を受診したほうがいいでしょう。

コラム

耳鼻科で行われる聴力検査

・純音聴力検査

一般に、耳鼻科でまず行われるのは「純音聴力検査」です。目的は、聞こえの程度と、聞こえの悪さが耳のどの部位の異常によるかを、大まかに判断することです。

周囲の雑音を遮蔽した防音室でヘッドホンを両耳に当て、125～8000ヘルツまでの7種類（7オクターブ）の高さの異なる音が聞こえるかを調べます。

左右別々に検査を行い、聞こえるもっとも小さな音の大きさ（可聴閾値《いきち》）を調べます。この検査によって難聴があるかどうか、および難聴の程度がわかります。

難聴の程度（聴力レベル）はdB（デシベル）という単位であらわします。聴力レベルに応じて、軽度、中等度、高度、重度の4つのカテゴリに分類されます。30デシベル未満であれば正常といえます。

「正常」――30デシベル未満

「軽度難聴」――30～39デシベル（小さな音や騒音があるなかでの会話の聞き間違いや聞きとりにくさを感じる）

「中等度難聴」――40～69デシベル（普通の大きさの会話での聞き間違いや聞きとりにくさを感じる。補聴器を装用しないと会話の聞きとりが難しい）
「高度難聴」――70～89デシベル（非常に大きい声か、補聴器を使用しないと会話が聞こえない、聞こえても聞きとりに限界がある）
「重度難聴」――90デシベル以上（補聴器でも聞きとれないことが多い）

目安としては、小雨の音（40デシベル程度）が聞こえない場合は軽度～中等度難聴、日常会話（60デシベル程度）が聞こえない場合は中等度難聴、ピアノの音（80デシベル程度）が聞こえない場合は高度難聴、車のクラクション（110デシベル程度）が聞こえないと重度難聴となります。

このように、「難聴」とひとくちにいっても、人によって大きく程度が異なります。

ちなみに、本文で「加齢性難聴は高音域からはじまる」というお話をしていますが、高音域になると、まるで株価が急落したときのように極端に右肩下がりになっており、聴力はここから落ちていくことがわかります。

・選別聴力検査

職場の健康診断や人間ドックなどで聴力検査を行う場合は「選別聴力検査」といって、1000ヘルツ（低音）と4000ヘルツ（高音）の2つの周波数の音を一定の大きさで聞こえるかを検査します。

1000ヘルツは会話領域の難聴のチェックで、4000ヘルツは大きな音にさらされることで起こる「騒音性難聴」のチェックです。

工場や工事現場など85デシベル以上の大きな騒音のする職場などで、長期間働き続けることによって、難聴が起こってくることがあります。このような難聴を騒音性難聴または「職業性難聴」と呼びます。

4000ヘルツを調べるのは、騒音性難聴は原因となる騒音の種類とは関係なく4000ヘルツ付近の聴力から低下しはじめるためです。なぜ4000ヘルツの音が聞こえづらくなるかというと、4000ヘルツの聴覚に関係する部位の血流がいちばん乏《とぼ》しく、長時間の音刺激によって次第に血流が悪くなり、その部分だけが最初に障害を受けるためではないかといわれています。

日本人間ドック学会では、1000ヘルツで30デシベル以下、4000ヘルツでも30デシベル以下の音が聞こえていれば正常としています。それ以上の音圧でないと聞こえない場合は難聴と診断されます。

騒音性難聴は一度なってしまうと治療法はなく回復しません。そのまま騒音にさらされ続けていると、難聴が進行し続け、だんだんと低い音も聞こえにくくなります。1000ヘルツが聞こえにくくなると日常生活にも支障をきたすようになるといわれます。

できるだけ早いうちに防音などの対策をとると、そこで進行は止まります。放置すると進行します。したがって、なるべく早期に発見し、以降はなるべく音量を下げる工夫をしていくことが大切です。

加齢性難聴になりやすい人

加齢性難聴は誰にでも起こる可能性がありますが、大規模な調査や国内外の研究によって、加齢性難聴が早く発症して早く進行する人たちに共通点のあることがわかっています。

まず、**内臓脂肪が多い人**です。そういう人はコレステロールや中性脂肪も高くなる傾向があります。脂質異常症です。それを放置すると動脈硬化が起きてきます。

「動脈硬化」のある人は、動脈硬化のない人と比べて加齢性難聴が起こりやすいことが知られています。動脈硬化になると、動脈の壁に脂肪がこびりついて硬くなり、血管の幅も狭くなって、血液の循環が悪くなります。内耳や脳への血流が悪くなると、蝸牛や聴神経の働きが低下して難聴が起きてくるわけです。

また、内臓脂肪が多い人は「脂質異常症」だけでなく、「高血圧症」「糖尿病」も起こりやすくなります。このような人も加齢性難聴が起こりやすくなります。これら「生活習慣病」と呼ばれる疾患《しっかん》は、いずれも血管に障害を与えて動脈硬化のリスクを高め、血流を悪化させるからだと考えられています。

とくに**糖尿病の人**は、糖尿病内科から難聴、耳鳴り、めまいで耳鼻科にまわされてくることがよくあります。内耳には細い血管（毛細血管）が密集していますが、糖尿病が細い血管の代謝を悪くし、そこから先の細胞に栄養が届かなくなることで、内耳に障害を起こしやすいのです。

また、糖尿病は細い神経にも影響を与えます。それが自律神経です。血糖値のコントロールがうまくいっていないと、自律神経のコントロールもうまくできなくなり、めまいや耳鳴りが起きやすく、難聴も進みやすくなります。

「お腹でっぷり」状態は男女ともに危険

近年、そこに「メタボ（メタボリック・シンドローム）」が加わりました。メタボとは、先ほども述べたような内臓周辺に脂肪がたまる「内臓脂肪型肥満」に加え、高血圧・高血糖・脂質異常のうち、どれか2つ以上を合併した状態。メタボになると、動脈硬化や新たな生活習慣病を起こしやすくなります。

日本の国立国際医療研究センターによる大規模な疫学研究によって、肥満が聴力低下のリスク上昇と関連していること、また、同時に、肥満に加えて血圧・血糖・中性脂肪の上昇、HDL（善玉）コレステロールの低下といった代謝異常があると、聴力低下のリスクはさらに上昇することも明らかになっています。

肥満が聴力低下を引き起こすのは、動脈硬化によって内耳の血流量が減少することや、肥満にともなって体内で、酸化ストレス（活性酸素による細胞のダメージ）や慢性炎症（慢性的な炎症はＤＮＡの損傷をもたらし細胞を老化させます）などで、少しずつ聴覚細胞が損傷するためと考えられています。要するに、肥満や代謝異常のあるメタボ状態になると、加齢性難聴のリスクも高まることがわかったのです。

実は、以前から、加齢性難聴は女性より男性のほうが約10年早く発症することがわかっています。男性はかなり早い人では、30代後半から加齢性難聴がはじまり、平均は40代前半～50代です。一方、女性は閉経前後の40代後半～50代後半になって加齢性難聴が起きてきます。この男女差の理由は、ストレスにあると考えられています。男性のほうが、外で働いてストレスの多い生活をしているというわけです。

しかし、女性の生き方が多様になったいま、加齢性難聴の発症時期の男女差の理由として、ストレスだけというのでは説明がつかないように感じます。それが、閉経前後の肥満や代謝異常も聴力低下に関与しているということであれば、うなずけるようになります。

というのも、女性ホルモンの原料はコレステロールであり、それからつくられるエストロゲンという女性ホルモンは血管をしなやかにし、血管の流れを若い状態に保ちます。ところが、閉経して女性ホルモンが分泌されなくなると、エストロゲンが減少しコレステロールが余ってしまいます。そうして余ったコレステロールにより、動脈硬化が起こり、血管のしなやかさも減り、中性脂肪も増え、内臓脂肪もつきやすくなるのです。

つまり閉経前後の女性はお腹まわりの脂肪（内臓脂肪）がたまりやすくなるのです。ちなみに、男性はもともと内臓に脂肪がつきやすく、20代以降で不健康な生活をすると、その後のどの年代でも9割以上は内臓脂肪型肥満ということがわかっています。

つまり、男女を問わずメタボ状態や生活習慣病になると、難聴が起こりやすく、また進行も早くなるということです。

発症・進行の時期やスピードの男女差はともかく、ともに「お腹ぽっこり体型」になってくると、難聴の黄色信号が点滅するので注意が必要です。

加齢性難聴は誰にでも起こりますが、再三いうように**メタボの人や生活習慣病のある人は、早く発症して早く進行する可能性があります**。

したがって、メタボや生活習慣病を改善することが、加齢性難聴の対策になります。

メタボや生活習慣病を改善して加齢性難聴の対策につなげる効果的な方法として、私がおすすめしたいのは食生活の改善と有酸素運動です。

●【耳を守る食生活の新情報：その1】

＊糖代謝と神経に大切な「マグネシウム」と「カルシウム」と「ビタミンD」をとる

耳の健康を守るための食生活の新情報をいくつかに分けて紹介します。ここでは、代謝をよくすることで、加齢性難聴のリスクファクターとなるメタボや生活習慣病の改善をもたらす栄養素の新情報についてお話しします。

まず、ミネラルの一種である「マグネシウム」。

マグネシウムは、体内で約３００種類もの酵素の働きを助け、３大栄養素である炭水化物（糖質）・脂質・タンパク質の代謝にかかわっています。とくに炭水化物の代謝ではマグネシウムが活躍します。また、代謝によってつくり出したエネルギーを効率よく利用するためにもマグネシウムが働いています。

マグネシウムが不足すると、ブドウ糖の代謝が悪くなってエネルギー効率も落ちるため、余ったブドウ糖が中性脂肪として蓄積され、太りやすくなります。

また、マグネシウムは血管を拡張させて血圧を下げたり、血小板の凝集を抑えて血栓《けっせん》をつくりにくくしたりする作用もあり、欠乏状態が長引くと高血圧や糖尿病など生活習慣病のリスクを高める可能性があります。

さらに、マグネシウム不足で急激に血管が狭くなると、筋肉がけいれんして脚がつりやすくなったりします。このけいれんが内耳の血管に起きると、突発性難聴になる可能性もあります。さらに、血管が狭くなった状態が長く続くと、やがて動脈硬化になり、そこから加齢性難聴につながることもあります。

ところが、マグネシウムは日本人に足りないミネラルの１つです。男女平均して**毎日１００ミ**

リグラム以上不足しているそうです。

東京慈恵会医科大学の横田教授は、マグネシウムを多く含む食材を一覧にされ、――**そ**ば、**ば**なな、**の**り、**ひ**じき、**ま**め、**ご**こく、**と**うふ、**ま**っちゃ、**ご**ま、**わ**かめ、**や**さい、**さ**かな、**し**いたけ、**い**ちじく、**こ**んぶ、**か**き、**い**も、**な**っとう、**と**うもろこし、**く**るみ――のように、それぞれの頭文字を並べて「**そばのひ孫と孫は（わ）優しい子かい？納得！**」と標語をつくられています。これを覚えて、マグネシウムを積極的にとるよう心がけてみてください。

マグネシウムを積極的にとることで、代謝がよくなって中性脂肪が減り、便秘も改善するのでダイエットに有効です。

なお、マグネシウムはカルシウムとペアになって働くため、乳製品などカルシウムを含む食品も合わせてとりましょう。**カルシウムとマグネシウムの摂取量のバランスは2：1**がよいとされています。

さらにカルシウムが有効に身体に効くためにはビタミンDも必要です。メニエール病の治療にビタミンDの投与が有効であったという研究が米国のNIHという公的研究施設より報告されています。突発性難聴になった人にはビタミンDが欠乏していたという論文も海外から出ています。

ビタミンDはイワシ、サンマ、カレイ、サケなどの魚類やシイタケ、キクラゲなどのキノコ類に含まれていますが、とるだけではなく、日光を浴びることも大切です。

＊脂質の代謝に欠かせない「亜鉛」は蝸牛の健康にも重要

「亜鉛」も、酵素の成分として細胞の新陳代謝を促すなど、さまざまな生体内の反応に関与しています。脂肪を燃焼してエネルギーを生み出す回路を動かすうえでも欠かせない存在であり、不足すると脂肪燃焼が停滞して太りやすくなります。

また、ストレスや偏食、お酒の飲みすぎなどで**亜鉛が不足すると、耳の中の蝸牛の機能が低下**してしまいます。

亜鉛もまた日本人に不足しやすいミネラルです。亜鉛を多く含む食品は牡蠣《カキ》や小魚、抹茶などですが、豚レバーなどの肉や、高野豆腐や納豆など大豆製品にも多く含まれています。これらの食品をできる限り食卓にあげるよう献立を工夫してください。

＊「香辛料」や「タンパク質」など代謝アップにつながる食材も積極的に

身体が温まる食材やタンパク質の多く含まれる食材を食べることも、代謝アップにつながります。体温が1度上がるごとに代謝量は13％増加することがわかっています。

身体を温《あたた》めてくれる食材には、根菜類や暖色系の野菜（ごぼう、玉ねぎ、かぼちゃ、にんじんなど）、薬味や香辛料（しょうが、ニンニク、唐辛子、シナモンなど）、未精白の穀類（玄米、全粒粉パンなど）、発酵させた茶葉で入れるお茶（紅茶や中国茶など）があります。

まとめると、**マグネシウム、カルシウム、ビタミンDと亜鉛の豊富な魚介類と大豆製品をとれ**

ば、**4要素の効果を得られる**のでおすすめです。

●心地よい汗をかく有酸素運動

有酸素運動とは、呼吸で酸素を十分に取り入れながら脂肪などを燃やしてエネルギー源とする運動のことをいいます。短時間で強い負荷のかかる筋トレなどの運動は、エネルギー源として酸素をあまり使わず筋肉にためこんだグリコーゲンなどを使うため「無酸素運動」といいます。

有酸素運動は、内臓脂肪をエネルギー源として使い燃焼させるため、高血圧を改善し、中性脂肪値も下げるなどさまざまな生活習慣病を予防・改善する効果が認められています。また、メタボを解消するのにも、もっとも有効といわれています。

代表的な心地よい汗をかく有酸素運動には、ウォーキングや軽めのジョギング、水泳、サイクリング、ダンス、常温のヨガなどがあります。

メタボや生活習慣病を改善するには、可能であれば、スポーツジムやスタジオなどに行き、ランニングマシンやエアロバイクなどの器具を使ったり、インストラクターの指導を受けて正しいフォームで行ったりと、しっかりと身体を動かすことが望ましいと思います。

＊呼吸を意識して行う「ヨガ」は有酸素運動の中でもとくに優秀

有酸素運動の中でも、呼吸を意識して行うヨガは、より高い運動効果を期待できます。

ヨガには、脂肪を燃焼させる効果のほかにも、**ストレス緩和や自律神経をコントロールする効果**もあります。まさに、耳の健康を守るのに、最適な有酸素運動といえます。

しかも、ヨガには**認知機能改善の効果**も期待できます。70代からの人生を健康で楽しく過ごすために、ぜひ取り入れたい運動です。

「ヨガ」というと、たとえば、頭で倒立するなどアクロバティックなポーズを思い浮かべる方も多いと思います。しかし、ヨガにはさまざまなポーズがあり、筋力や柔軟性に自信のない方でも簡単にできるポーズもたくさんあります。

本書では、とくに耳の健康に有効なヨガのポーズを、高齢の方でも安心して行えるようアレンジして「壁ヨガ」として紹介します。

具体的な効果ややり方については、このあと第3章、第4章と順次お話ししていきます。気になるポーズ、できそうなポーズがあれば、試してみてください。すべてをやろうとしなくてかまいません。雑にたくさん行うより、1つ1つのポーズを、呼吸を意識しながら丁寧にゆったり行うほうが効果的です。

また、心地よい汗をかく有酸素運動は、ときどきやるより、継続するほうがいいとされます。1回に行う時間の目安としては、**じんわりと汗をかいてきたら、有酸素運動としての効果があらわれてきたというサイン**です。

家で壁ヨガを行い、ヨガの動きに慣れて自信がついてきたら、ヨガスタジオにも挑戦してみてください。先ほどもいいましたが、メタボや生活習慣病対策のためにヨガを行う場合は、スタジオや講習会などでやり方を教えてもらいながら集中して行うほうが、より早く効果を得られます。

＊1日15分で効果あり！「石井式ウォーキング法」

「ジムやスタジオに通うのは面倒」という方には、「石井式ウォーキング法」もおすすめです。
「石井式ウォーキング法」の基本はインターバル速歩です。インターバル速歩とは、「早歩き」と「普通の歩き」を交互に数分間ずつ行うウォーキング法のこと。一般的なやり方では、速歩を「ややきつい」と感じる程度のスピードで行います。ですが、このやり方では、はっきりいって運動負荷としては弱いのです。

そこで、十分な運動効果を得られるよう改良したのが、「石井式ウォーキング法」。

速く歩くときに、いかに全力を出すかがポイントです。脚はできるだけ大股を意識しながら、なおかつ、できる限り速く歩きます。腕も、前後に大きく、速く振ります。親指が鼻先につくくらい勢いをつけて前に腕を振り、戻すときは肘《ひじ》ができるだけ後ろにいくようにして、脇を締めながら素早く繰り返します。

腕を速く振ることで、足の回転も速くなります。肩を下げて腕を振らないと肩を痛めることがあるので、注意しましょう。腕の振りやスピード感は競歩のイメージといえばわかりやすいでしょうか。

早歩きを1分間したら、普通の速度に戻して4分間歩き、これを1セットとして、最初は3回繰り返します。1セットで5分なので、トータル15分間行うわけです。その間、全力を出すのは合計して3分間だけですが、心臓がバクバクしてきて汗をかくほどのよい有酸素運動になります。

慣れてきたら、20分、30分と増やしていき、最終目標は40分です。

また、坂道があれば積極的に活用してください。国内外のスポーツ医学の研究から、平坦な道をダラダラ歩くのと、坂道を利用したウォーキングとでは、自律神経の活性化に大きな差の出ることがわかっています。そして大切なのは、履き慣れたシューズを履いてください。

雨の日など外に歩きに行くのが難しい場合は、上半身だけ使って速歩の腕振りを3分ほど行うのでも十分いい運動になります。

なお、ウォーキングを急に行うと筋肉や関節を痛める可能性もあります。

ウォーミングアップとして、背伸びをして背筋を伸ばしたり、ゆっくり前屈、側屈、後屈をしたり、足を前後に開いて股関節やアキレス腱を伸ばしたり、足首を回したりなど、ストレッチをしてよく身体をほぐしてから行ってください。

ストレッチは、息を吐きながら筋肉や関節をゆっくり伸ばし、痛みを感じる手前で10秒静止すると筋膜が伸び効果的です。

［石井式ウォーキング法のやり方］

①　背筋を伸ばして胸を張り、肘は90度に曲げて、脇を締める。この姿勢をキープして歩く

②　まず早歩きから。脚はできるだけ大股を意識して踏み出し、かかとから着地する。腕は前後に大きく振る。前に振りあげるときは親指が鼻先につくくらい、後ろに振るときは肘が90度の位置に上がるくらいが目安

③　できるだけ無理のない範囲で速く1分間歩く

④　1分間の速歩を行ったら、普通の速度に戻して4分間歩く。これを1セットとして3回繰り返す

突発性難聴

●早期治療で治る確率がジャンプアップ

「突発性難聴」は、その名の通り、ある日突然、片方の耳が聞こえなくなります。難聴の前後に「ジー」とか「キーン」という耳鳴りや、ふらつき、目が回るようなめまいをともなうこともあります。

突発性難聴は、とにかく「早期発見・早期治療」が重要といわれます。

以前は、「発症して2週間以内に治療をすれば治《なお》るが、それより遅れると慢性的な難聴になる」といわれていました。つまり2週間ぐらい猶予があると考えられていたのですが、いまは「**治療は早ければ早いほどいい**」といわれます。

早期治療が重要視されるようになったのは、いろいろな研究報告から突発性難聴は「耳の心筋梗塞」あるいは「耳の脳梗塞」と主張する先生が出てきたからです。

突発性難聴の原因はまだはっきりとは解明されていないものの、最新の研究では、「血液循環の障害による」とする報告が多くなっています。循環障害が心臓で起こると心筋梗塞に、脳で起こると脳梗塞になります。どちらも早期治療が重要であり、治療が遅れると命にかかわります。突発性難聴も心筋梗塞や脳梗塞と同じ原因で起きているのなら、治療もまた同じイメージであるべきということです。

実は、突発性難聴は、糖尿病のある人、とくに腎障害で人工透析をやっている人たちは治りの悪いことがわかっています。高血糖の血液や腎障害の血液は血管の障害を招き血液循環を悪くさせます。このことも、「血液循環の障害」が突発性難聴の有力な原因の1つであることを裏づけているといえるかもしれません。

突発性難聴の治療結果には、法則のようなものがあります。治療を行った人のうち、完全に元に戻る人が3分の1、まったくよくならない人が3分の1、少し改善したものの発症前より悪いという人が3分の1、というおおよその割合になるのです。

これを私は「突発性難聴の治療結果3分の1セオリー」と名づけています。要するに、突発性難聴になった人が治療をして完全に治る確率は3分の1、だいたい30％ちょっとということです。その治る確率が、発症後できる限り早期に治療することで、40〜50％ぐらいに引きあがる可能性の高いことがわかってきたのです。つまり、突発性難聴の治療は時間との闘い。発症したら一刻も早く耳鼻咽喉科を受診して検査し、治療を開始すべきということです。そして、治療をすると、原則的に再発することはありません。

ストレス、疲れをためすぎると発症の危険あり！

突発性難聴を発症する人たちには、もう1つ共通点があります。

年齢や性別を問わず、睡眠不足だったり過度のストレスや疲れがたまっているときに、発症します。まだ明らかにはなっていないものの、「ストレス・睡眠不足・疲れ」というと、CAN（31ページ）の興奮による自律神経の乱れとの関係が疑われるところです。

いずれにしても、平穏無事に過ごしている人は突発性難聴になりにくいので、上手にストレスマネジメントをしながら、心穏《おだ》やかに過ごすことが突発性難聴の予防になるといえるかもしれません。

低音部型難聴

低い音だけが聞こえにくくなる「低音部型難聴」

「耳が詰まったような感じがする」
「耳に膜が張った感じがする」
「ゴーッという低い音の耳鳴りがする」

ある日、突然、このような耳の症状があらわれ、低い音だけが聞きとりにくくなる難聴を「急性低音障害型感音難聴」といいます。軽いふらつきが出ることもありますが、短期間で消えます。耳の症状は数日で自然に治ることもありますが、再発することが多く、２度目以降は「低音部型難聴」という病名になります。

低音部型難聴は、突発性難聴と症状の似ているところがあります。そのため、少し前までは突発性難聴として扱われることが多かったのですが、突発性難聴の診断基準が改訂されてから、別扱いになりました。

直接的な原因ははっきりしていませんが、何らかの結果として蝸牛の中を満たしているリンパ液が増えすぎ、むくんで内圧が上がった状態になり、内耳の機能に異常が生じるためではないかと考えられています（シモヤケ理論：１１３ページ）。

そして、低音部が聞こえにくくなるのは、蝸牛の奥のてっぺんの部分の低音の振動を感知する基底板の面積がいちばん広いため圧がかかり、その上の有毛細胞の働きに影響を与えていると考えられています。

また、発症にはストレス、睡眠不足、疲労などとのかかわりが指摘されており、別名「ストレス性難聴」と呼ぶ医師もいます。突発性難聴と同様に、CANとの関連が示唆されます。

低音部型難聴は、メニエール病にともなう難聴に似ているという特徴もあります。再発を繰り返すうちにめまい発作を起こすようになり、実際にメニエール病に移行することもあり、低音部型難聴は「蝸牛型メニエール病」と呼ばれることが多いです。

なぜなら、低音部型難聴の内耳にメニエール病と同じ内リンパ水腫というむくみが画像で認めることができるようになってきたからです。

●女性に多いわけ

低音部型難聴は年代を問わず女性に多いことがわかっていますが、最近は高齢者と20～40代の女性の患者さんが増えています。その背景には、高齢者の場合は、将来の不安、家庭環境や労働環境の変化、介護ストレスなどが指摘されています。

一方の20～40代の若い女性の場合は、女性の社会進出が増えてきたこと、また世代的に結婚・出産・育児など大きなライフイベントの起こる時期であり、それによるストレスの影響があるのではないかと考えられています。

人は加齢とともに高音域から聞きとりにくくなっていきますから、高齢で低音部型難聴を発症すると、上も下も聞きとりにくくなり、それだけ会話にも支障が出やすくなります。詳しくは次の章でお話ししますが、難聴が原因によるコミュニケーション障害は認知症のリスクを高めます。早めに治療を受けることをおすすめします。

「はちの羽音」呼吸法が効く！

低音部型難聴の治療は、程度が軽ければ、蝸牛の浮腫《ふしゅ》をとる利尿剤、循環をよくする薬などの投与が行われます。程度が重ければ、ステロイド剤の投与もします。

低音部型難聴は比較的改善しやすいのですが、週単位や月単位、年単位で再発を繰り返すケースもあります。そこが突発性難聴との違いです。

ストレスの多い人は、再発を繰り返しやすいと考えられています。低音部型難聴の予防・再発防止のためにもストレス解消を心がけましょう。

それともう1つ。「ゴー」「ボー」「ブーン」といった低い音の耳鳴りには、口の中で「ん〜」と唸《うな》りながら息を吐き出す「はちの羽音」というヨガの呼吸法が有効です。

この呼吸法は脳波と自律神経の測定装置の解析で、脳の緊張がゆるみ、交感神経の緊張もゆるみ、副交感神経の機能が上がってきます。

症状の軽い方や発症の初期の段階であれば、低音部型難聴の患者さんたちに、この呼吸法を行ってもらうと、およそ6割弱の患者さんに症状の改善が見られるという結果が出ています。低い音の耳鳴りの気になっている方は、ぜひ試してみてください。

＊「はちの羽音」呼吸法のやり方

① 椅子に深く腰かけ、身体を前に倒して両ももに肘をつき、両耳にそれぞれ人差し指を入れてふさぐ

② 軽く目を閉じ、鼻から軽く息を吸ったら、鼻から息を吐きながら「ん〜」とはちの羽音のような音をだす。息を吐ききるまで行う

③ 息が苦しくなる前に鼻から息を吸い、また「ん〜」といいながら息を吐く。これを5分間ほど続ける

④ 慣れてきたら、15分くらい続ける

耳鳴り

●「放置していい耳鳴り」と「放置してはいけない耳鳴り」の見分け方

耳鳴りがあってもほとんどの方は病院を受診しません。気にしていない人が多いのです。ですが、耳鳴りの約90％は難聴が原因です。したがって、中高年の人にとって耳鳴りは、加齢性難聴のサインといえます。

耳鳴りには放っておいてもいいものもありますが、加齢性難聴のサインとなる耳鳴りであれば、そのまま放置してしまうと加齢性難聴の発症や進行を早めてしまうことになりかねません。

「加齢性難聴の入り口」ともいえる耳鳴りと、その対処法についてお話しします。

突然、「キーン」と耳鳴りがして、しばらくすると消えることがあります。これは、「生理的耳鳴り」といって、誰にでも起こるもので、とくに異常ではありません。

また、寝る前などまわりが静かになったときや意識を集中したときに起こる耳鳴り、仕事や趣味などに夢中になっていると消えてしまう耳鳴り、そもそも気にしなければ聞こえない程度の耳鳴りなども、すべて「生理的耳鳴り」であり心配ありません。

こうした耳鳴りは放置しておいて大丈夫です。

ですが、突然片方の耳が鳴りはじめて、それがいつまで経っても消えず、翌日もまだ鳴っていたら、これは「病的な耳鳴り」です。突発性難聴かもしれません。年代を問わず、耳の機能や聴覚のどこかに障害が生じて、難聴が起こっているのかもしれません。早く耳鼻咽喉科のクリニックを受診して、検査をすることをおすすめします。

●長く続く耳鳴りは要注意

また、中高年の方で、気づくと常に耳鳴りがしているというのも問題です。中高年の慢性的な耳鳴りは、加齢性難聴のサインである可能性が高いといえます。

慢性的な耳鳴りには、「難聴のないタイプ（無難聴性耳鳴）」もありますが、約90％は「難聴のあるタイプ」のもので「難聴性耳鳴」と呼ばれます。

加齢とともに誰しも難聴になるので、中年以降の耳鳴りのほとんどは「難聴性耳鳴」といえます。

「難聴性耳鳴」は、聞こえない音を脳が聞こうとして必要以上に感度を上げることで起こります。つまり、**耳鳴りは耳で鳴っているのではなく、脳の中で鳴っている**のです。

高齢になると高い音が聞こえにくくなるため、耳鳴りも「キーン」とか「ピー」とか「ジー」とか金属音や電子体温計、あるいはセミの鳴き声のような高周波の音が聞こえます。

ただし、前の項目でお話しした「低音部型難聴」が起こると、「ゴー」とか「ボー」とか低周波の耳鳴りがします。

ちなみに、耳鳴りの音をあらわす「キーン」「ピー」「ボー」というオノマトペ（擬音語）は、人によって表現法が異なります。ですから、「シー」とか「ザー」とか聞こえる人もいます。重要なのは、どういう音がしているかと同時に、その耳鳴りが長く続いているかどうかです。

重ねていいますが、**慢性的な耳鳴りは放っておいてはいけません。**耳鼻咽喉科で検査を受け、加齢性難聴が起こっているかどうか、別な病気か、あるいはその進行の程度を確認しましょう。

耳鳴りは脳がつくり出す音

慢性的な耳鳴りには、難聴のあるタイプと難聴のないタイプがあり、約90％は難聴のあるタイプだといいました。

残りの約10％の人は、難聴がないのに耳鳴りがする「無難聴性耳鳴」です。難聴のないタイプですから、年代的に若い20代後半から50代の働き盛りの人たちが中心です。実は、コロナ禍になって「無難聴性耳鳴」を訴える人が増えました。

「無難聴性耳鳴」はなぜ起こるのか、そのメカニズムはまだ完全にはわかっていません。

しかし、近年、難聴のあるなしにかかわらず、耳鳴りは、脳内の聴覚に関係する部位に問題があるのではないかと注目されています。これはつまり、難聴があっても難聴がなくても、耳鳴りのするメカニズムは同じ、ということです。

ここで、前項でお話ししたことを思い出してください。難聴のある場合は、聞こえにくくなった高さの音を聞こうとして、脳がその高さの音のボリュームだけを上げて聞こうとし、これが耳鳴りとなって脳の中で聞こえる、といいました。

無難聴性耳鳴の起こる若い世代の人たちは、純音聴力検査をしても異常はありません。つまり、検査で使う周波数の音、125〜8000ヘルツは問題なく聞こえているということです。ですが、20代になると、子どもの頃に聞こえていた超高音域のモスキート音は聞こえなくなってきます。

そういう聞こえなくても生活にはまったく支障がなく、検査にも引っかからないような高さの音であっても、かつては聞こえていたことで、脳はその高さの音を聞こうとしてその音域のボリュームを上げます。それが耳鳴りとなって聞こえるのです。

前の項で「寝る前などまわりが静かになったときや意識を集中したときに起こる耳鳴りは問題ない」といいました。この耳鳴りも、無難聴性耳鳴と同じメカニズムで起こっています。違いは、耳鳴りの不快な訴えがあるか、ないか。つまり、その耳鳴りが常に自覚され、気になっているかどうかです。

問題のない耳鳴りを「問題化」するのはストレス

問題のない耳鳴りに、常に意識が向くほどどうして気になるようになるのか。そこにはストレスが大きく関与していることがわかっています。

そのメカニズムについては、第1章でお話しした通りです。ストレスの多い生活をしていると、脳内の中枢性《ちゅうすうせい》自律神経ネットワーク（ＣＡＮ）が興奮状態になり、その影響を受けて脳の中の聴覚に関連する部位も興奮します。そのせいで音に敏感になって反応してしまうようになり、耳鳴りを起こしてしまうのです。

実際にも、コロナ禍で無難聴性耳鳴を起こした患者さんの症例を５００以上集めて検討をしたところ、全員、不安感をおしはかる検査（ＳＴＡＩ検査）と睡眠障害を測定する検査（ピッツバーグ睡眠検査）で異常に高い数値を示していました。つまり、例外なく全員が高度な不安定な状態でストレスがたまっていて、なおかつ睡眠障害があったのです。

さらに、脳波と自律神経の乱れをはかる検査をした人たちは、全員が脳波の異常な興奮を示し、自律神経もとても不安定な状態であるという結果でした。ちなみに、その方たちの多くには「ベートーベンのしわサイン」も出ていました。

このように、慢性の耳鳴りは、難聴があってもなくても、ストレスが大きく関与しています。したがって、ストレスを軽減させることが、耳鳴りを抑え、耳の不調を改善させて耳の健康を守ることにつながります。

コラム

ストレスが耳鳴りを大きくすることを実験で証明

数十年前、難聴性耳鳴も無難聴性耳鳴もまったくない健康な成人20歳代の方15名に協力していただき、次のような実験を行ったことがあります。

まず、被験者の方たちに全員無響室（室外からの音の侵入を遮断し、室内は壁・天井・床らからの音の反射・反響のない特殊な部屋のこと）に入ってもらいます。すると、全員が「シーン」とか「サー」という音を自覚。これは、本文でお話しした「生理的な耳鳴り」であり、無響室で自覚できるため「無響室性耳鳴り」ともいいます。

その後、一旦、無響室から出て普通の部屋に移動し、そこで相当に負荷のかかる作業をやってもらいます。具体的には、ワープロに数万字を打ちこむ作業を、深夜から朝にかけて行うというもの。つまり、集中力のいることを徹夜でやってもらうわけです。

朝になり、全員に無響室に移動してもらったところ、すべての方が作業前よりもはるかに強い耳鳴りを自覚していました。

さらに、別室に移動してもらい、今度はゆっくりと寝てもらいました。すると、起きたときには全員の耳鳴りが消えていました。

被験者の方たちは成人ですから、すでにモスキート音のような高い音は聞こえにくくなっています。ですから、実際には普段から「シーン」と小さく耳鳴りはしているのですが、日常生活の環境下では周囲のいろいろな雑音にまぎれてしまって自覚されません。

しかし、急に大きなストレスがかかり、しかも眠れないことで脳が疲労困憊し、脳内の自律神経や聴覚のネットワークが興奮状態になり、普段は1にも満たないレベルの耳鳴りが100倍、1000倍に跳ねあがって、うるさいほどになったのです。その後、たっぷり眠って疲れもストレスも解放され、脳が癒されると、耳鳴りが消失しました。このことからもストレスと寝不足と疲れが耳鳴りの大きな要因ということが裏づけられたといえるでしょう。

ちなみに、普段は平気なのに、雨になりそうなときや台風が近づいてくると耳鳴りの起こる人がいます。これは、気圧が低下するために起こります。気圧の変化も脳にとってはストレスなのです。

耳鳴り対策の基本はストレスコントロール

耳鳴りの治療は、中耳炎や内耳炎、突発性難聴、メニエール病、高血圧症など耳鳴りの原因として治療すべき病気が判明した場合には、そちらの治療を最優先で行います。

そのような疾患以外の耳鳴りに対しては、血液循環剤やビタミン剤、漢方薬による薬物治療や、人工的に音をつくる専用装置を用いることで耳鳴りに慣れさせる「TRT療法」（音響療法）などが行われることもあります。

しかし、重ねていいますが、慢性の耳鳴りは、ストレスが大きくかかわっています。ですから、耳鳴りの治療の基本は、脳の安静です。脳が疲れきった状態では、どのような治療をしても、十分な効果を得られません。睡眠をしっかりとり、ストレス発散につとめ、脳の疲れを癒《いや》すことが重要です。

コラムでもお話ししているように、ストレスをかけると脳の中が猛烈に疲れてきて、自律神経をコントロールしているCANが暴走し、交感神経が異常に興奮します。交感神経が緊張状態になると、睡眠が障害され睡眠不足になります。するとますます脳が疲れるという悪循環に陥《おちい》ります。その結果、日常で感じる耳鳴りが「1」だとすると、「1の耳鳴り」がCANを介して「100の耳鳴り」「1000の耳鳴り」になります。ということは、「1000の耳鳴り」を下げるには、ストレスを軽減させて脳の疲れをとり、CANの興奮を鎮《しず》めることが必要ということです。

ストレスをゼロにすることはできなくても、ストレスを減らすことで脳が癒されれば、「1000の耳鳴り」が「100の耳鳴り」「50の耳鳴り」……と耳鳴りもそれだけ小さくなっていきます。

耳鳴りの対策は、まずストレス緩和、そして睡眠不足解消によって脳の疲れをとることです。

ストレスコントロールの具体的な方法は第4章で詳しくお話しします。

鍼灸治療は試す価値あり

脳の疲れを癒して耳鳴りを緩和する方法として「鍼灸」があります。他力ではありますが、私は少なくとも耳鳴りに対する鍼灸の効果は否定しません。

鍼灸は、中国に起源を持つわが国の伝統的医療です。疾患や症状に適した経穴（ツボ）に金属の細い針を刺し入れたり、もぐさを置いて燃焼させたりなど、生体に刺激を加えることで、もともと身体に備わっている病気を治す力を高めて元気にする治療法。欧米でも、ツボの一連の流れ（経絡）の刺激で、免疫の活性化や血行改善作用などによる健康維持・増進効果が注目され、鍼の利用が盛んになってきています。

私は、鍼灸が耳鳴りに効果のある理由を、1つには皮膚圧反射によるものがあると考えています。

皮膚の表面は皮膚分節と呼ばれる領域に分けられています。わかりやすくいえば、皮膚はエビの身体のように節で分布しています。1つ1つの皮膚分節は、脊髄《せきずい》の脇にある交感神経幹《こうかんしんけいかん》の枝から伸びている交感神経の支配を受けています。この交感神経は脊髄から出ている知覚神経と連携して、圧の変化で血流や発汗を調整しています。これが皮膚圧反射です。

つまり、経絡への鍼灸によって皮膚の下に微細な圧力がかかると、その皮膚分節の知覚神経に対応する交感神経が興奮するのです。交感神経の興奮は筋肉内の血管を拡げます。海外の研究では、この興奮でＣＧＲＰという物質も出ることが報告されています。

いずれもが皮膚の下の筋肉内の血管を拡げ、循環がよくなります。筋膜にうるおいを促し、全身の緊張をゆるめてくれます。それによって、身体の緊張もほぐれ、脳の疲れが癒されるのです。その結果、耳鳴りを後押しする要素が減り、耳鳴りが緩和することがあるのです。

鍼灸のあと全身のマッサージをすると、さらに脳の緊張をゆるめ、さらに効果的に耳鳴りを緩和することがあります。

ただし、施術を受けた人の効果にはかなり個人差があることだけは忘れないでください。

さらに、鍼灸の効果は鍼灸師の技術によるところも大きいため、評判のいい鍼灸院を選ぶことが大切です。

耳鳴りの治療の場合、耳鳴りに対する局所的な治療だけを行うところでは十分な効果は得られません。慢性の耳鳴りはストレスによる自律神経の乱れが大きくかかわっているからです。

したがって、施術のポイントは、全身の緊張によるこりをほぐして自律神経を整える全身的な施術を主体にすることです。

鍼灸院に希望することは、耳鳴りの施術ではなく、ストレスと寝不足と疲労によって起こる「全身のこりかたまった緊張」をゆるめることです。

ほかに鍼灸院のポイントをあげるなら、私は、長く複数人でやっていて評判のいいところをおすすめしています。1人でやっているところでは、万一、事故が起こったときに、どうしても対応が遅くなりがちだからです。

耳鼻咽喉科で出された内服薬では耳鳴りが治らず困っているという患者さんに、私の信頼している治療院を紹介したところ、初回の施術で10割の耳鳴りの症状が緩和されて8割ぐらいになったので、もう1回行ったところさらに6割ぐらいになったと、とても喜ばれていました。

鍼灸にはそういった実例がたくさんあります。ですから、耳鳴りに関しては、きちんと全身のこりかたまった緊張をゆるめる施術を身につけた鍼灸師であれば、治療効果を上げられる可能性があると考えています。

ちなみに、耳鳴りに対しては、マッサージだけでは効果がありません。まず鍼灸によって経絡のツボを刺激して全身の緊張をゆるめることが大切。その後で、マッサージを行ってさらに全身をほぐすと効果が上がります。

つまり、まず鍼灸をやって、その後マッサージを行う。この二段構えの治療を行うとより効果的です。耳鳴りで不快な思いをしているという方は、心身がかなりのストレス状態にあります。生活改善による症状緩和の効果があらわれるまで少し時間がかかりますから、それまでの間、自律神経を整えて心身の疲れをリセットするのに鍼灸を利用するのはよい方法だと思います。

●「滝の音」には癒し効果や入眠効果も

脳が癒されると耳鳴りのレベルは下がります。ですが、難聴のように内耳の機能に障害があって起こる耳鳴りは、ゼロにはできません。

そういう慢性的な耳鳴りが気になって「仕事に集中できない」「イライラする」「寝つきにくい」など何かしら支障を感じている人の中には、それをまぎらせるために、川のせせらぎや小鳥のさえずり、波の音など別の音をイヤホンで聞いているという方もいらっしゃいます。

その方法は、「耳鳴り対策の基本はストレスコントロール」の項目でふれた「TRT療法」の、いってみればその応用編といえます。

「TRT療法」は、耳鳴りの順応療法といわれ、耳鳴りはあっても気にならないようにする（意識から外す）という治療方法です。

簡単に説明すると、感じている耳鳴りが100だとすると、その「100の耳鳴り」に対して別の80〜90の音を流します。別の音を耳に入れることで意識がそちらにも向き、結果的に耳鳴りを10〜20ぐらいに感じるという方法。別の音を入れることで、耳鳴りの感じ方を軽くして、慣らしていくという治療法です。

治療にはサウンドジェネレーターという少々値段の高い専用装置を購入して用いますが、家で自分で行う方法として、イヤホンやスピーカーを使って音を聞くというのは決して悪くありません。ただし、前述のような川のせせらぎや小鳥のさえずり、波の音ではダメです。

最近、研究報告などで耳鳴りの症状を軽減する効果のある音が注目されてきました。1つは、「滝の音」。

滝が「ザーッ」と流れる音は、自然環境音として非常に豊かで複雑。すべての周波数を均等に含んでおり、天然の「ホワイトノイズ」の一種として分類されます。ホワイトノイズとは、さまざまな周波数の音を同じ強さでミックスして再生するノイズ（雑音）の一種。さまざまな周波数の音が混ざりあっていることで、不快な音がかき消され、気にならなくなります。これを「サウンドマスキング効果」といいます。

こうした効果のある滝の音を流すことで、周囲の環境音が遮断され、耳鳴りの症状がマスキングされ、脳に伝わりづらくなり症状が緩和されます。

滝の音には、ほかにもいろいろな効果が認められています。

心地よい音として、よく「1/fゆらぎ」があげられます。「1/fゆらぎ」とは、規則的な中にも不規則が混在しているゆらぎのことで、滝の音にも「1/fゆらぎ」効果があります。

また、研究によって、滝の音はストレスを軽減し、脳をリラックスした状態に導くことが実証されています。その理由としては、滝の圧倒的な水音が、ほかの不快な音や心配ごとに意識をフォーカスしづらくさせるからと考えられています。

滝の音を聞くことでストレスホルモンであるコルチゾールの分泌が減少し、副交感神経が活性化されることも研究によって示されています。

睡眠の質を向上させる効果も認められています。入眠時に滝の音を聞くことで周囲の騒音が遮断され、無心になることで睡眠障害を改善する効果があります。睡眠の深さや中途覚醒が改善され、安眠効果があるともいわれています。

注意点があります。寝るときには、耳にも身体にも心地よい滝の音を聞くのに決してイヤホンを使ってはいけません！　**音源はできるだけ耳から離します。**スピーカーやスマートフォンを足もとに置き、まわりの人に迷惑がかからないぐらいの音量で流すのがおすすめです。滝の音は、動画サイトでいろいろと見つけることができますので、それをリピートしてずっと流してもいいでしょう。就寝時はベッドの足もとに置いてずっと流しておくと、よく眠れるようになります。

「ザーッ」という砂嵐がすべての音をかき消してくれる

耳鳴りの症状を軽減する効果のある音には、もう1つ、先ほどの「ホワイトノイズ」があります。

ホワイトノイズは、具体的には、以前テレビの放送終了時に流れていた砂嵐や、ラジオのチューニングをしているときに流れる「ザーッ」という音などをさします。

ホワイトノイズは、人間の耳に聞こえるすべての周波数が均等に混ざってできている音なので、サウンドマスキングが得意。耳障りな音をすべてかき消してくれるので、耳鳴りも気にならなくなります。滝の音と同じように、集中力、リラックス効果、安眠効果などがあります。

ホワイトノイズも滝の音と同じように、動画サイトやアプリで簡単に聞くことができます。また、比較的安価で手に入る「ホワイトノイズマシン」という専用の機械も販売されているようです。

滝の音にもホワイトノイズにもサウンドマスキング効果とともに、リラックス効果や安眠効果があり、耳鳴り対策にはもちろん、耳の健康全般に有効です。うまく取り入れることで、心身の緊張を減らし、いつも心地よい状態でいられるようになります。

補聴器で改善も

加齢性難聴など難聴が原因の耳鳴りは、補聴器を使用することにより耳鳴りが軽減することがあります。

補聴器によって必要な音を十分聞きとれるように調整することで、脳の過敏性が軽減されると、耳鳴りが改善することがあります。

補聴器については、第3章でお話しします。

めまい

代表的な4つのめまい症

これまで難聴、耳鳴りについて見てきましたが、難聴・耳鳴り・めまいの中で、病院を受診される方がダントツに多いのが「めまい」です。

めまいにもいろいろなタイプがありますが、代表的なのは「良性発作性頭位めまい症」「メニエール病」「前庭神経炎」「中枢性めまい」の4つ。

それぞれの症状と対処法を紹介します。

良性発作性頭位めまい症

いちばん多いめまい症

めまいの症状で救急外来を訪れる方の約半数は「良性発作性頭位めまい症」です。

たいてい朝起きようとして身体を動かした途端、まわりや自分が360度ぐるぐる回っているような回転性のめまいが起こってびっくりします。動かずじっとしていれば、めまいの症状は数秒から長くても2分以内に消えますが、寝返りを打ったり、また起きあがろうとすると同じようなめまいが起きます。

一度起きあがると歩くことはできますが、地に足がついていないような浮遊感があり、平衡感覚が失われて、ふらつきやよろめきを感じる場合もあります。

めまいの症状は激しいですが、耳鳴りも難聴も手足のしびれや吐き気もなく、しゃべることもできます。また、発症してしばらくは、起床時や就寝時、寝返りのとき、あるいは、靴をはこうとして下を向いたり、洗濯物を高いところに干そうとして上を向いたりしたときに、回転性のめまいが起こりますが、日に日に症状は軽くなっていきます。


良性発作性頭位めまい症の起こる原因はまだはっきりとはしていませんが、だいたいのメカニズムはわかってきています。簡単に説明しましょう（図9）。

内耳全体はリンパ液で満たされていて、その中には蝸牛のほかに「前庭《ぜんてい》」と「三半規管《さんはんきかん》」という器官があり、どちらも平衡感覚にまつわる情報を脳に伝達する役割を担っています。

そのうち三半規管の根もとあたりに「前庭」という膨《ふく》らみがあり、その中に「耳石器《じせきき》」が入っています。耳石器は2種類のお皿のような「うつわ」があり、そのうつわの上に電子顕微鏡でないと見えないほど小さい「耳石」が何千個もくっつくようにして乗っています。

耳石器にも有毛細胞があります。ちょうど歯ブラシの毛がその有毛細胞で、歯磨き粉を薄く歯ブラシに乗せ、その上に塩の結晶をまんべんなく蒔《ま》いたイメージが耳石器に近いです。

ですから、身体が傾くと歯ブラシに当たる耳石器も傾き、その上の塩の結晶に相当する耳石も一緒に傾きます。すると、耳石の下に層になっている有毛細胞も傾いて、頭や身体の傾きや加速度の情報を脳に伝えます。

耳は聴覚だけでなく、身体のバランスを保つ機能も担っているのです。

●耳石が転がって悪さをする

良性発作性頭位めまい症は、この耳石が何らかのきっかけで耳石器からはがれ落ち、浮遊耳石といって三半規管に転がっていき、中を動きまわってリンパ液の流れを乱し、神経を刺激するせいで起こるのでは

図9　耳石器と耳石と浮遊耳石

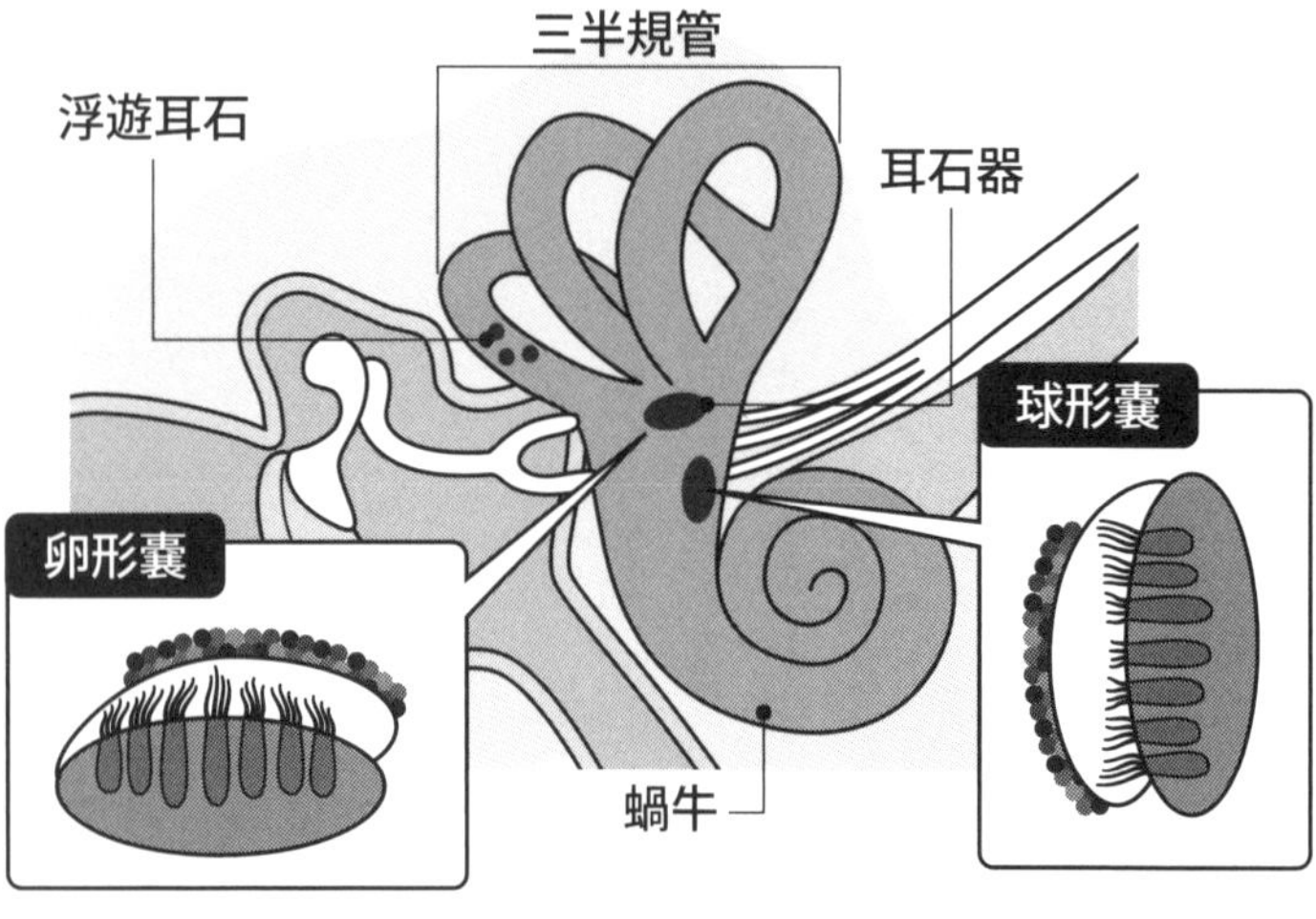

ないかと考えられています。

耳石がはがれ落ちること自体は特別なことではありません。耳石はいわゆる石ころのように硬いものではなく、リン酸カルシウムでできた角砂糖みたいなもの。振れるたびにだんだんと砕けてリンパ液によって溶け、内耳の中に散っていきます。それが浮遊耳石です。

しかし、はがれ落ちた浮遊耳石が異常に多いと、大きなかたまりとなって三半規管に入りこんでしまうことがあります。そうして、このかたまりが、三半規管の中にある回転感覚のスイッチを入れてしまい、めまいを引き起こすのです。

60〜70代の女性に起こりやすいのは

良性発作性頭位めまい症は更年期前後や60代から70代の女性に多いという特徴があります。これは加齢と女性ホルモンが関係していると考えられています。

一般に更年期以降、女性は高齢になるにつれて、骨粗しょう症の発症リスクが高くなります。閉経後、骨からカルシウムが溶け出すのを抑制して骨を元気にする作用のある女性ホルモンが激減するためです。

先ほど耳石はリン酸カルシウムでできているといいましたが、これは骨と同じ成分です。したがって、女性は高齢になると、女性ホルモンの分泌低下によってカルシウムの代謝異常が起こり、耳石が骨粗しょう症のような状態になってはがれやすくなり、良性発作性頭位めまい症が起こりやすくなるのではないかといわれています。

また、**普段デスクワークをしている人や運動不足の人、ストレスのせいで身体が緊張している人、あるいは、固まって寝て寝返りを打つ回数の少ない人も起こりやすくなります。**こうした人たちは、頭部をあまり動かさないため、浮遊耳石のかたまりができやすく、その量が多いと溶けにくくなるのです。

とくに、幼児やパートナーとの添い寝や、いつも同じ方向の横向きで寝ている人は要注意です。先日も、いつも親子3人で川の字になって寝ているという40代のお母さんが「良性発作性頭位めまい症」で受診されました。

寝具が問題になることもあります。低反発枕ややわらかすぎるベッド、あるいは重すぎるかけ布団は寝返りを減らします。

低い枕だと一ヵ所に耳石が集まりやすいといわれています。ですので、現状の枕を1・5〜3センチ上げることが予防と治療になります。新しく枕を買い換える必要はなく、タオルを2〜3枚枕の下に敷くだけでいいです。

ときには、転倒や交通事故で頭を激しくぶつけた瞬間に耳石器から耳石が大量に飛ばされて良性発作性頭位めまい症になることもあります。

良性発作性頭位めまい症は「良性」と名前がつくくらいですから、患者さんのほとんどは数日〜2、3週間程度で軽快します。しかし、激しい衝撃によって発症した場合には、症状が数ヵ月以上続くことがあります。

とくに、**身体が脱水すると耳石がはがれやすくなる**ため、暑い夏や運動のあとにも注意が必要です。激しい運動を行ったあと、十分な水分補給をしないまま寝込んでしまい、起きあがると良性発作性頭位めまい症が起きて、慌てて救急車を呼び、病院に駆けこんできたという患者さんもいます。

対策には「寝返り体操」と「反復運動」

耳石はかたまると悪さをしますが、散らばってバラバラの状態では力がありません。したがって、かたまって三半規管の中を浮遊する耳石を、バラバラにして移動させればいいのです。

先ほどお話ししたように、耳石は角砂糖のように溶けやすい性質をしていますから、頭を動かすと、三半規管の中を浮遊する耳石は揺られて溶けていき、移動します。そうすると、めまいの症状を軽くすることができます、
これは、「浮遊耳石置換療法」として治療にも用いられています。

代表的な浮遊耳石置換療法に、「エプリー法」と「レンパート法」があり、いずれも基本的に患者さんの頭や身体を動かして三半規管に入った耳石を移動させるという療法です。しかし、私はどちらも治療に取り入れていません。

まず「エプリー法」のほうは、私自身が自宅でヨガの逆立ちのポーズで転倒したあと、良性発

作性頭位めまい症を発症したときに、自分で行ってみたところ、頭を動かす角度を間違ってしまい、嘔吐《おうと》を繰り返して、ものすごくつらい思いをしたためです。それ以降、患者さんに行うのをやめました。

「レンパート法」のほうは、治療法を開発したレンパート医師に会ったときに、本人から「もう自分ではレンパート法を行っていない」という衝撃的な告白を聞いたためです。まわりでも積極的に行う医師は少なくなっています。

私がもっとも簡単で有効な改善法と考えているのは「寝返り体操」（図10）と「反復運動」です。どちらも家で自分ひとりで行えますし、日を追うごとに症状が改善していくのを実感できます。

＊寝返り体操

これは、わかりやすくいえば、ベッドの中で身体の右側を下にしたり、左側を下にしたりしてゴロゴロする運動。要するに、あえて寝返りを自分で打つわけです。頭を動かすことで、耳石が転がってバラバラになり、リンパの中に溶け、めまいが起こらなくなると考えられています。

［寝返り体操のやり方］

① ベッドの中であおむけの姿勢になる

② 右に寝返りを打つように、身体の右側を下にしてそのまま10秒キープする
③ あおむけの姿勢に戻って10秒キープ
④ 今度は左に寝返りを打つように、身体の左側を下にして10秒キープ
⑤ あおむけの姿勢に戻って10秒キープ
⑥ ②～⑤の一連の動きを、朝晩5セット行う

＊反復運動

めまいがしたら、その手前の動作に戻り、それを5往復するという運動です。

たとえば、起きあがったときにめまいがしたら、「もう一度寝て、また起きる」という動作を5回繰り返します。

下を向いたときにクラッとしたのなら、「もう一度頭をまっすぐに戻して、下を向く」

図10 寝返り体操

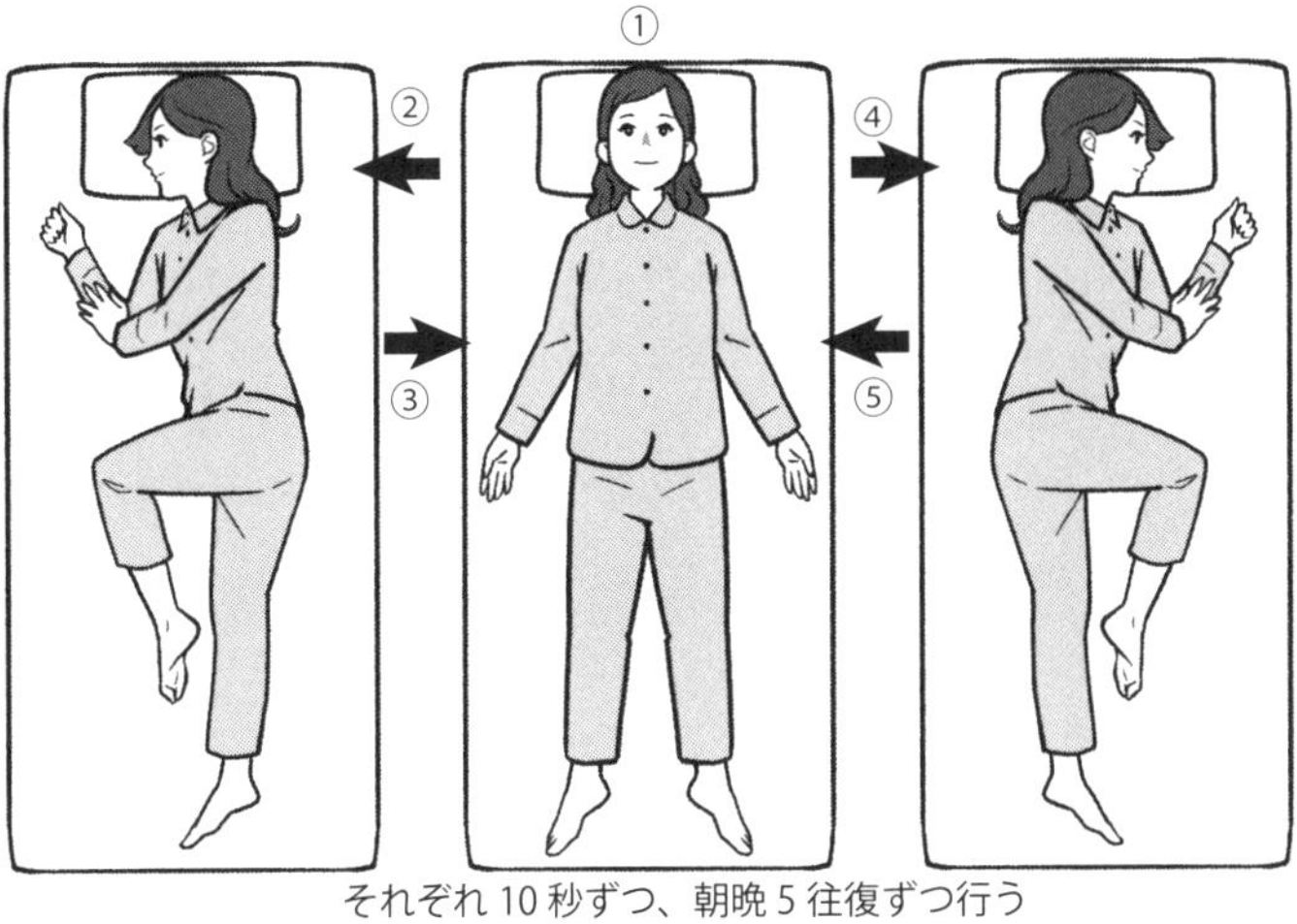

それぞれ10秒ずつ、朝晩5往復ずつ行う

という動作を5回繰り返します。

一般的には10回行うことが推奨されていますが、私が実際の患者さんで検証したところ、5回の結果と10回の結果と変わりませんでした。ですから、患者さんには「5回でいいですよ」とお話ししています。

発症・再発を防ぐための生活習慣

良性発作性頭位めまい症は、特別な治療をしなくてもわりとすぐに改善したり、解消したりします。比較的予後がよいとされています。

ところが、何度も繰り返す人がいます。実は、そういう人たちには、共通点があります。ほとんどの場合、生活習慣に原因があるのです。

たとえば、耳石がかたまりにくくするには、寝返りの打ちやすい寝具選びや水分補給などが重要です。良性発作性頭位めまい症の発作に何度も悩まされているという方は、一度、生活を見直してみましょう。

＊骨の成分「カルシウム」と「マグネシウム」、そして「日光浴」をたっぷりと

繰り返しますが、耳石は骨と同じ成分でできているため、更年期になって女性ホルモンが激減したり、その後、骨粗しょう症になったりした女性に良性発作性頭位めまい症が多いという報告があります。

カルシウムが不足すると耳石がポロポロとはがれやすくなり「耳石の骨粗しょう症」のような状態になります。それを予防するために、骨の主成分であるカルシウムの摂取を心がけましょう。**カルシウムは体内で合成されないため、必ず食事からとる必要があります**。カルシウムを効率よく摂取するには、牛乳やチーズ、ヨーグルトなどの乳製品がおすすめです。シラス干し、小魚やナッツ類にも多く含まれています。

また、前にもいいましたが、カルシウムとペアで働くマグネシウムも骨の健康に欠かせないミネラルです。体内にあるマグネシウムの約6割は骨に含まれ、骨の弾力性を高めて丈夫な骨にしています。

マグネシウムをしっかりとるのには、胚芽米や全粒粉のパンを主食にするのがおすすめ。納豆やナッツ類、海藻、緑黄色野菜などにも豊富に含まれています（70ページ）。

そして、日光浴をしましょう。日光を浴びると体内に「骨のビタミン」と呼ばれるビタミンDができて、骨が丈夫になります。

ビタミンDはサケやイクラ、ウナギ、サンマ、イワシ、干しシイタケやキクラゲに多く含まれているので、これらの食品を摂取することも大切。ですが、体内のビタミンDの80％は、皮膚に紫外線があたることでつくられるので、やはり日光を浴びることが重要です。

どうしても日焼けをしたくないという人は、「**手のひら日光浴**」をしてください。これは、メラニン色素が少なく、焼けにくい手のひらにだけ、直接日光があたるようにする方法。15〜30分ほどの手のひら日光浴で必要量を確保できるといわれています。

＊水分をしっかり補いつつ「壁ヨガ」で骨に適度な負荷をかける

骨を丈夫にするには、骨にある程度の負荷をかける必要があるので、運動も大切です。めまいの症状に対しては「寝返り体操」と「反復運動」が有効ですが、骨を鍛えるには重力によって骨に負荷のかかる運動も必要です。

といっても、激しすぎる運動はかえって耳石に影響を与えます。そこで、おすすめしたいのが「壁ヨガ」です。壁ヨガについてはこのあとの第3章で詳しくお話ししていますので、ここでは簡単に説明します。

壁ヨガは、壁を利用して行うヨガですが、身体を支えるために腕でしっかりと壁を押し、足裏でしっかり床を踏みしめながら行うことで、全身の骨に負荷がかかります。高齢の方でも安心して骨トレができます。

なお、真夏など暑い環境で運動をするときは、水分不足に陥って耳石がはがれやすくなるので注意してください。スポーツドリンクなどでしっかりと水分補給をしながら行いましょう。

冬場も油断できません。冬場は夏に比べると汗をかきにくいものですが、冬は湿度が下がって空気が乾燥するため、肌から水分が抜けていきます。これも脱水のきっかけになります。運動時はもとより、お風呂上がりなどに、お水か白湯《さゆ》をコップ1杯飲んでおくといいでしょう。

また、季節を問わず、寝ているときも思ったよりも多くの汗をかいています。個人差はありますが、寝ている間におよそコップ1杯分の汗をかいているといわれます。したがって、就寝中に水分不足にならないよう、寝る前のコップ1杯の水または白湯を習慣にすることをおすすめします。

メニエール病

●めまい・耳鳴り・難聴の3点セットがあらわれる

「メニエール」というと、「働き盛りの人がストレスでめまいを起こす症状」というイメージをお持ちの方も少なくありません。しかし、年齢・性別を問わず誰にでも起こります。70代、80代になって発症される方も少なくありません。

メニエール病は、たいてい、ある日突然はじまります。典型的な症状は、片方の耳が詰まったような感じがして（閉塞感）、耳鳴りや低音部の難聴が起こり、周囲の景色がグォングォンと回るような激しい回転性のめまいに襲われます。少しでも頭を動かすとひどい吐き気がして、嘔吐を繰り返すこともあります。下痢にも襲われることがあります。

同じ突然のめまい発作でも、先ほどの良性発作性頭位めまい症は、めまいの症状のみです。しかし、メニエール病は、典型的な場合、めまい、耳鳴り、難聴という3つの症状がセットであらわれます。

また、発作が長いのも特徴です。一度めまい発作が生じると、しばらく止まりません。通常は数十分～6時間ぐらいですが、ひどいときには12時間以上も続くことがあります。救急車で病院に駆けこむケースもしばしばです。

メニエール病は早めに検査をして治療をすることがとても大切です。というのも、メニエール病は発作が一度ではおさまらず、激しい発作を繰り返したまま放置していると、発作を繰り返すたびに、しだいに難聴がひどくなっていき、やがて日常生活に支障をきたすようになるからです。メニエール病対策は「発症してから2年が勝負」といわれています。

ハードルの高いメニエール病検査の新法を独自開発

メニエール病はめまいを起こす病気としてよく知られています。ところが、めまいを訴える人のうち、実際にメニエール病と確定診断されるのは1割くらいです。メニエール病には「日本めまい平衡神経学会」によって決められた厳しい診断基準があるのです。

前項で、内耳には蝸牛と三半規管があるといいました。この2つは管でつながっていて、中はリンパ液で満たされています。メニエール病は、「内リンパ水腫」といってリンパ液でむくんだ状態になることが特徴的といわれています。

この内耳のむくんだ状態を確認するには、高精細な内耳の画像を検出できる「3テスラMRI」による検査が必要です。それまで、メニエール病の診断は、症状や聴覚検査で行われていました。しかし、学会によって定められた最新の診断基準において、メニエール病の確定診断にはこの3テスラMRIによる画像診断が必要となりました。

ところが、この検査は誰でも気軽に受けられるものではありません。撮影4時間前に造影剤を注射する必要があるのです。そのため、喘息《ぜんそく》発作や腎不全、あるいは造影剤のアレルギーのある人はそもそもこの検査を受けることができません。

そこで、私は、造影剤を使わずに内耳のむくみを検知する画期的な方法を新たに開発しました。造影剤を用いた3テスラMRIほど画像は鮮明ではないものの、重症のメニエール病であれば、むくみを読みとることは十分可能です。

この方法が学会で認められれば、簡単に検査を受けられるようになり、もっと多くの患者さんが適切な治療を受けられるようになると期待しています。

発症のメカニズムを解き明かす「シモヤケ理論」

メニエール病の直接の原因は内耳のむくみと考えられています。しかし、なぜ、むくむのかはわかっていません。いまだにメニエール病は謎だらけです。

ただ、メニエール病は、ストレスが引き金となって発症するのではないかと考えられています。メニエール病の患者さんには、「几帳面でまじめ」「責任感が強い」「他人に仕事を任せられない」「他人に頼ることができない」「神経質」といった人が多いのです。もともとストレスを抱えこみやすいところに、仕事などの悩みや心配、不安、睡眠不足、疲労、気圧の変化などが重なり、ストレス過多となって自律神経のバランスが乱れることが、大きな要因の1つといわれています。

ちなみに前述の低音部型難聴からメニエール病に移行するケースも、ストレスが大きな誘因の1つと考えられています。

さて、ストレスがどのように内耳のむくみをもたらすのか。

私は、メニエール病の発症のメカニズムを解き明かすために、10年以上にわたり、患者さんのいろいろな自律神経の基礎データを集めてきました。

メニエール病のめまい症状は突然起こります。実は、その前に、片方の肩こり、首こりが強くなったり、頭が重くなったり、頭痛がしたり、片側の耳に閉塞感が出たり、耳鳴りが大きくなったりするなど、めまいを予感させることがあるのです。

そこで、ある患者さんにご協力いただき、めまい発作の予感がしたときに自律神経の検査を行いました。すると、「聞こえ」の症状が出ている耳の側だけ、交感神経が異常な興奮状態にあることを発見したのです。

これをきっかけに、10年以上の年月をかけて、ようやく9人の患者さんの発作直前の自律神経機能が測定できました。その人たちの安定期とめまい発作直前とその後の治療後を比べてみました。やはり全員、めまい発作直前に交感神経機能がいちじるしく異常興奮していました。

そこから、ある理論を思いつき「シモヤケ理論」と名づけました。

ご存じのように、シモヤケは寒さで手足の先が赤く腫れてかゆくなります。その発症のメカニズムはこうです。

寒さの刺激によって、手足の指の交感神経が異常に興奮します。すると、交感神経が優位になって、指先の血管が狭くなります。血管は神経によってしめつけられた状態となり、血管内の成分が組織に漏れ出してきます。その成分の中には、むくみを起こすアルブミンや神経の痛がゆさを引き起こす成分がしみ出てきます。これがシモヤケの原理です。

実は、内耳の血管の構造は、指先の血管の構造ととてもよく似ています。

そこから、シモヤケは寒さが刺激になるけれど、メニエール病はストレスが刺激となって、交感神経の異常な興奮を起こすのではないか。その異常な興奮が、内耳の血管をしめつけ、シモヤケと同じように、毛細血管からむくみを起こすアルブミンや神経にダメージを与える血液の成分が漏れ出し、難聴やめまい発作などの内耳の症状が起こると考察したのです。

とくに内耳にはカリウムイオンが多い場所があり、それが増加しすぎるとめまい発作も難聴も説明できます。こう考えると、ストレスによってめまいや難聴が起こることも説明ができるのです。

また、メニエール病では「眼振《がんしん》」という症状があらわれます。めまいの症状が出ると「聞こえ」の悪くなっている耳のほうに向かって、眼球が動くのです。興味深いのは、数十分から数時間経つと、今度は逆方向に動くことです。これも「シモヤケ理論」で説明がつきます。

発作の直後は、症状の出ている側にカリウムイオンが漏れ出ると、そちら側の内耳の神経の刺激が起こり、症状側に眼振が起こります。時間が経つにつれカリウムイオンによる神経毒で内耳の神経に麻痺《まひ》が起こり、眼球は反対側に動くようになる、というわけです。実際には脳の中でも眼振の向きを調整しようとする働きが起こりますし、漏れ出るカリウムイオンの場所や量で、眼振の向きもいろいろと変化することが想定できます。

「シモヤケ理論」を裏づけることとして、随伴症状もあります。

メニエール病の患者さんには、さまざまな随伴症状が出てきます。圧倒的に多いのは肩こりで、96%の方が肩こりを訴えられます。それも「聞こえ」の悪い側の肩こりが強いという特徴があります。

次に多いのが手足の冷えで、さらに、しもやけ、過敏性腸症候群、緊張性頭痛、緊張による脇汗や手汗、聞こえの悪い側の片頭痛と続きます。発作時の下痢もあります。これらの症状はすべて交感神経の異常興奮によって起こるものです。

すでに、この「シモヤケ理論」を裏づけるような基礎データも、米国のUCLAの研究チームから出ています。さらに研究が進んで、「シモヤケ理論」が正しいことが明らかになれば、メニエール病の発作を予防するためには、ストレス解消と血液循環の改善が必要だということが、もっともっと重要視されるようになっていくでしょう。

ご興味のある方は、グーグル検索で「Ishii」「Shimoyake」「Meniere」の3語だけで検索すると、いちばんトップに私たちの論文がヒットして、無料でダウンロードすることができます。

治療は「発症して2年が勝負」

治療では、めまい発作を抑えるための薬を処方したり、ストレスを軽減するための指導を行ったりします。

とくに重要なのは、発症の引き金となるストレス対策です。2年以上、何の対策もとらずにいると、悪化の一途になり、日常生活に支障をきたすようになります。

逆に、メニエール病を発症したら、すぐにも生活習慣を見直すこと。そして、2年以内にストレスのマネジメントをし、十分な睡眠をとって疲れをためないことを心がけ、有酸素を主体とした運動習慣をつけていけば、めまい発作は減ってきて、改善へと向かっていきます。

ストレスマネジメントの方法については第4章で詳しくお話しします。ここでは、よく眠れないという方を速やかに眠りに誘うリラックス効果抜群のヨガをご紹介します。

＊即効性があり、いつでもどこでも飲める「ピレチア細粒」はメニエール病治療の切り札

薬にはいろいろな種類があります。内耳のむくみをとるための利尿剤や血管拡張剤、炎症を抑えるステロイド薬、末梢神経の障害を修復するビタミンB_{12}などが主流ですが、吐き気の強い場合は、乗りもの酔いの薬として知られている「トラベルミン®」がよく使われます。

私は、トラベルミンの代わりに「ピレチア®」（薬品名プロメタジン）を使っています。これは古くからある抗ヒスタミン薬で、トラベルミンよりも高い抗ヒスタミン作用を持ち、鎮静作用と抗浮腫作用、制吐作用（吐き気を抑える）があります。米国ではメニエール病治療の第一選択薬として処方されることもあるそうです。

私は1包5ミリグラムの「ピレチア細粒」にこだわっています。メニエール病の発作が起こりそうな予感がしたときに、いつでもどこでも水なしでも飲め、即効性があるからです。

めまい発作が起きてしまったあとでも、1〜3包を「手のひら」に乗せてなめるように飲むと30分〜1時間ぐらいでたいていのめまいはおさまってきます。それでもおさまらないときは、1時間ごとに薬を使うことができます。

ＮＡＳＡの宇宙飛行士が宇宙酔いになったときに使うのもピレチアですが、その量は1回で50ミリグラムです。それほど安全性が高い薬だということです。

ピレチア細粒は服用後に眠くなるという副作用があります。トラベルミンも同じです。ですから、車を運転するときなどには注意が必要です。

しかし、メニエール病の場合、睡眠障害のある患者さんも多く、眠気が出るのは欠点とはいえません。寝る前にピレチア細粒を飲むと睡眠が深くなります。といっても、睡眠薬ではありませんので、習慣性もなく依存性もありません。イギリスでは、習慣性のない睡眠薬として10ミリグラムのピレチアが市販されています。

私はメニエール病の患者さんに、ピレチア細粒を財布や鞄の中に常に携帯し、また、ベッド脇や職場のデスクなどあちこちに置いて、めまい発作の予感がしたらすぐに飲むことをおすすめしています。

細粒にこだわる理由は、錠剤ですと頭を上げて飲まなければなりません。この動きでめまい発作がよけいひどくなります。ところが、細粒だと、先ほど述べたように、手のひらに細粒の入った袋を割いて乗せ、それを舌でペロッとなめればよいのです。頭を後ろへ倒す必要がないので、めまい発作をひどくすることが予防できます。

ピレチア細粒は、めまい発作の起こる前に使えて、めまいや耳の閉塞感を抑えたり、軽減したりできるうえに、睡眠障害の改善にも効果があり、メニエール病の治療の切り札になると考えています。

なお、トラベルミンもピレチアも緑内障のひどい人や前立腺肥大の強い人には使えません。心当たりのある人は眼科や泌尿器科の先生と相談してください。

＊リラックス効果抜群の「しかばねのポーズ」と「寝たまんまヨガ」

ストレスが強く心身が緊張していて、よく眠れないという方におすすめのリラックス法があります。

1つはヨガの「しかばねのポーズ（シャバーサナ）」（図11）です。

やり方は非常に簡単。あおむけになって両手両足を少し開いて小さめの大の字になり、ゆっくり呼吸しながら全身脱力して寝る。それだけです。

このしかばねのポーズは、ヨガのレッスンの最後に行われるもので、副交感神経を優位に導くので、心身ともにリラックスできます。

① あおむけに寝て、足を少し開き、腕も

図11 「しかばねのポーズ」のやり方

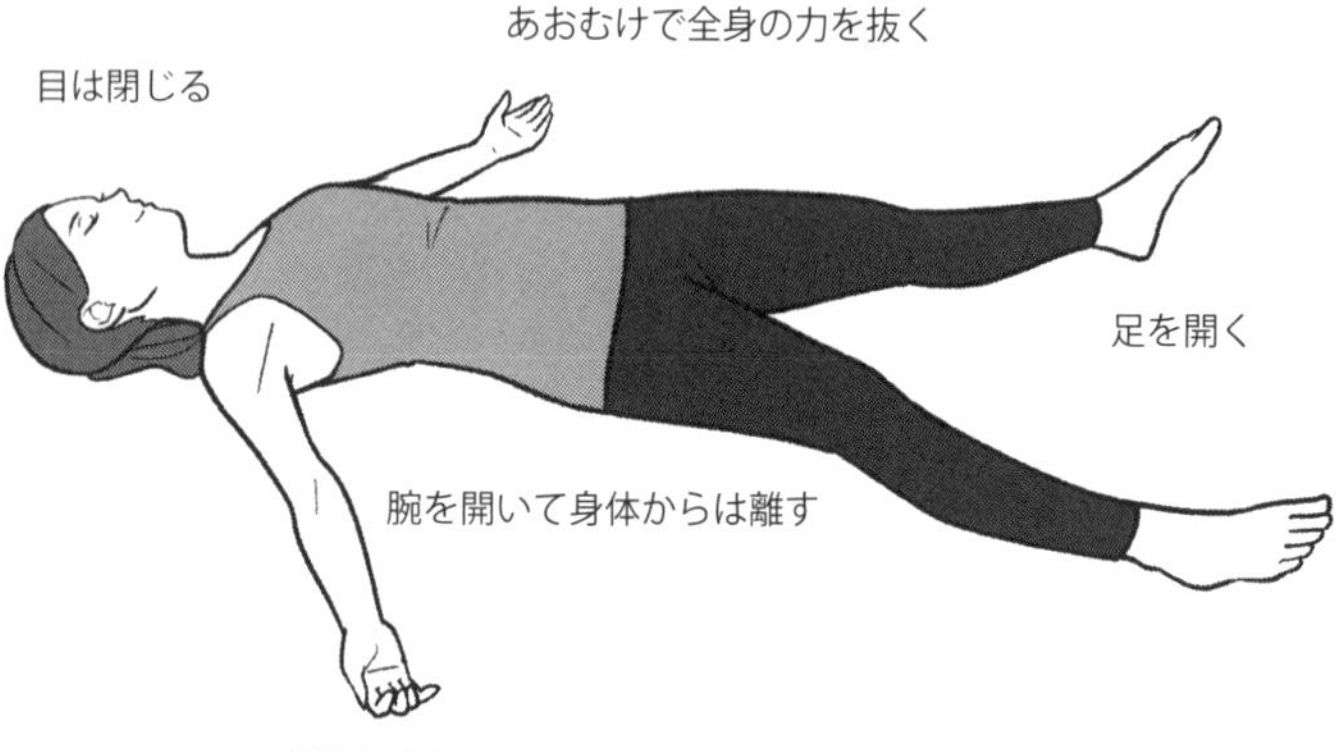

あおむけで全身の力を抜く
目は閉じる
足を開く
腕を開いて身体からは離す
手は上向き

身体から少し離して開く。手のひらは上に向ける

② 全身の力を抜いて脱力する。床に身体をあずけるようなイメージで

③ 目を閉じ、ゆっくり呼吸しながら休む。可能ならヨガ的呼吸法の「3・3・6呼吸法」（168ページ）で行うとさらに効果的

これだけでは、どうしてもいろいろなことが頭に浮かんできて十分にリラックスできないという方は、「寝たまんまヨガ」を試してみてください。これは、「しかばねのポーズ」に瞑想を組みあわせたもので、正式な名称は「ヨガ・ニドラー」です。

「睡眠のヨガ」とも呼ばれ、もともとヨガの瞑想法として開発された技法を現代風にアレンジしたもので、真の目的は、しかばねのポーズの状態で音声による誘導を聞きながら、心穏やかに自分と向きあう瞑想状態に入ることですが、脳の緊張をゆるめる効果が抜群で、途中で寝落ちして爆睡できること請けあいです。

実際にも、実行中の方の脳波を測定すると、本来はヨガの熟練者にしかあらわれないはずのシータ波が初心者にもあらわれています。

シータ波は、瞑想の深い状態のときなどリラックスしているときに増加する脳波で、本来なら瞑想をやり慣れた人でようやくあらわれるものです。音声ガイドを聞きながら、目をつぶってまどろむだけで、それほど深いリラックス効果が得られるのです。

睡眠法にもいろいろありますが、「寝たまんまヨガ」はYouTubeで検索すると、いくつもの種類を体験できます。Yoggy Airというオンライン・ヨガでも体験できます。私のイチ推しです。気楽に試してください。

「寝たまんまヨガ」はこのしかばねのポーズをとった状態で、音声ガイドにしたがって行いますが、座ったままでも可能です。

前庭神経炎

●激烈なめまい発作で救急車騒ぎになることも

「前庭神経炎」は、突然、激しい回転性のめまいと吐き気・嘔吐を生ずる病気です（図12）。安静にしてもなかなかおさまりませんが、動くとさらに悪化します。

耳鳴りや難聴はないものの、めまいの症状が激烈で立つこともできなくなり、救急車を呼ぶ騒ぎになることがよくあります。

めまいを生じるほかの耳の疾患と比べて、前庭神経炎の特徴は、**めまいの症状の持続時間が長いことです。**

耳から起こるめまいは、数分から数日でおさまることが通常です。しかし、前庭神経炎では、一日中、回転性のめまいと吐き気・嘔吐が持続し、それが数日から1週間以上続きます。

また、良性発作性頭位めまい症と比較すると、両方とも難聴や耳鳴りのない点は共通しています。しかし、良性発作性頭位めまい症はしばらく安静にしていればめまいや吐き気がすぐに軽くなっていきますが、前庭神経炎はじっとしていてもよくならず、通常、数日間は強いめまいや吐き気が続きます。

メニエール病との違いは、メニエール病ではめまい発作にともなって片側の難聴や耳鳴りが出現しますが、前庭神経炎では難聴・耳鳴りは起こらないことです。

図12　前庭神経炎

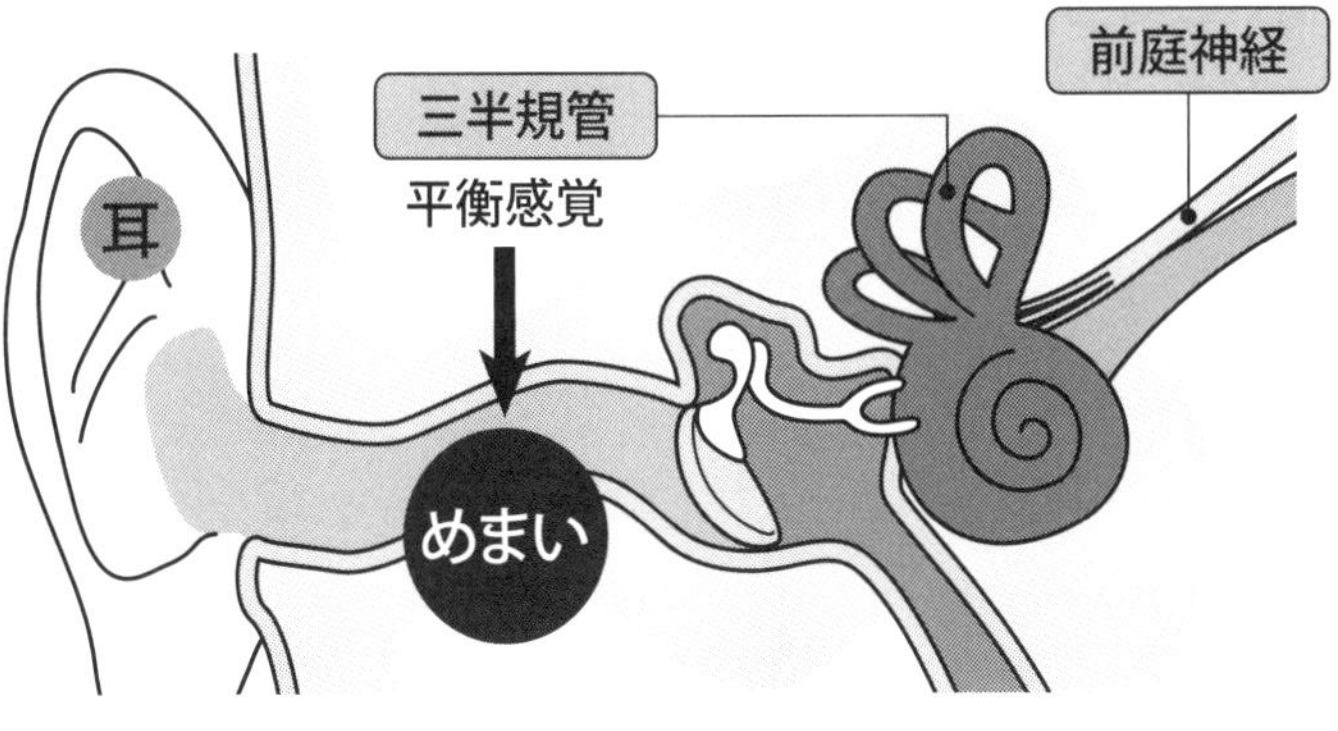

症状：激しい回転性めまい
吐き気と嘔吐を繰り返す
2～3日以上も続く
数週間～数ヵ月はフラツキが残る

背景：ストレスと寝不足
原因：帯状疱疹ウイルス

●原因は帯状疱疹と同じウイルス

前庭神経炎は、内耳と脳をつなぐ「前庭神経」（図12）に炎症が起こることで発症します。

前庭神経は、三半規管や耳石器が感じとった姿勢の情報を受けとって脳に伝える機能があり、私たちが姿勢のバランスを保つために重要な部分です。どちらか一方の耳の前庭神経に炎症が起こると、左右の耳から送られてくる情報に差が生じるため、バランス感覚が崩れてめまいが起こると考えられています。

前庭神経に炎症が起こる直接の原因は、帯状疱疹《たいじょうほうしん》ウイルスと考えられています。「水ぼうそう」「帯状疱疹」という病名はご存じの方も多いと思いますが、どちらも帯状疱疹ウイルスによって引き起こされる感染症です。

帯状疱疹ウイルスにはじめて感染したときは、水ぼうそうとして発症します。多くの場合、子どもの頃に発症して1週間程度で治ります。

しかし、治癒後もウイルスは死なず、体内に潜伏しています。たいてい神経のつけ根に巣くっていますが、健康で免疫が高い間は抑えられて、おとなしくしています。

ところが、ストレスや過労、病気、加齢などが原因となってウイルスに対する免疫力が低下すると、神経節に潜伏していたウイルスが再び活性化してしまいます。すると、神経に炎症が起こってそれが皮膚へと伝わり、ピリピリとした痛みをともなう赤い発疹と小さな水ぶくれが、神経に沿って帯状にあらわれます。これが帯状疱疹です。

帯状疱疹ウイルスは、体幹にある胸髄《きょうずい》神経のつけ根に巣くっていて、胸や背中、腹部などの上半身に帯状疱疹をもたらすことがよく知られています。しかし、三叉《さんさ》神経など顔面から頭部にかけての神経のつけ根に巣くい、顔面や頭部に帯状疱疹を起こすこともよくあります。前庭神経など耳周辺の神経にも巣くっています。

帯状疱疹ウイルスが耳周辺の神経に炎症を起こすと、外耳道や耳介に帯状疱疹が出て、耳の周囲や外耳道が激しく痛み、赤く腫れあがります。顔面神経麻痺を起こすこともあります。これを「ハント症候群」と呼びます。

顔面神経麻痺が起こると、目は見開いたまま閉じなくなり、顔が大きく歪んで、まるでひょっとこのお面のようになります。このときに前庭神経にも炎症が起こり、激しい回転性のめまい発作を起こして、吐きまくることも珍しくありません。

重症の場合、顔が曲がり、聞こえが悪くなり、目が回って歩けなくなるという、三重苦のような状態になってしまいます。

前述したように、潜伏していた帯状疱疹ウイルスは、免疫が低下すると活性化しますが、とくに影響が大きいのは加齢です。

50歳以上になると帯状疱疹の発症率が急増し、50代、60代、70代と加齢にともなってさらに増加します。同じように、前庭神経炎も60代、70代に多い疾患です。

●ワクチン予防のすすめ

前庭神経炎は発症直後の症状が激しいので、たいていは救急車で病院に搬送されるなどして、そのまま入院し、治療を受けることになります。

治療は、ウイルスの炎症を抑えるために、抗ウイルス薬の投与や短期間で大量のステロイド薬を点滴で投与します。それによって、顔面麻痺の進行が止まったりします。

めまいや吐き気を抑えるために、鎮静剤や制吐剤も使います。数日間はめまいがありますが、日を追うごとに少しずつ症状が薄れてきます。

＊徹底したウォーキングによる早期リハビリが重要

激しい症状がおさまって吐き気がなくなったら、早期に歩行を中心にしたリハビリを開始します。

ふらつくからといって寝たままでいると麻痺した神経が戻ってきません。どんどん歩いて神経を刺激することで身体のバランスを回復させたほうが、ふらつき感も早く軽減します。

リハビリの主体は徹底的なウォーキングで、インターバル速歩（早歩きと普通の歩きを交互に行う）が基本です。

私はここでも、通常のインターバル速歩よりしっかり負荷のかかる「石井式ウォーキング法」をおすすめしています。

「石井式ウォーキング法」のやり方は、76ページでご紹介している通りです。「1分速歩・4分普通の歩行」を1セットとして3回繰り返すという計15分のウォーキングですが、散歩程度のウォーキングを1時間するよりははるかに効果があります。

＊いちばんの治療法はワクチンで予防すること

どのような病気もそうですが、やはりいちばんよい治療法は予防です。

前庭神経炎は帯状疱疹ウイルスが原因ですから、帯状疱疹の予防ワクチンが有効です。ワクチンを接種することで、帯状疱疹ウイルスに対する免疫力を高めて、帯状疱疹の発症を予防することができます。

また、発症したとしても軽症ですむとのデータもあります。かかりつけ医とよく相談して、接種を検討することをおすすめします。

なお、日本では現在、2種類のワクチンが承認されています。いまのところ、帯状疱疹の予防ワクチンは原則、自費ですが、公費援助を受けられる自治体もあります。お住まいの市区町村のホームページなどで確認してみてください。

中枢性めまい

●強い頭痛が起き生命にかかわることもある

めまいを起こす原因となる部位は脳（中枢性）と耳（末梢性《まっしょうせい》）の2カ所です。

中枢性めまいは、小脳や脳幹に生じた脳梗塞や脳出血などを原因としていることが多く、生命にかかわるので早急に診断・治療をする必要があります。

めまいの症状としては、ふわふわと浮いたような浮遊性のめまいと回転性のめまいと、どちらも起こることがあります。

めまいの程度は、末梢性のめまいよりも軽度であることがほとんどですが、長く継続するために船酔いのように感じることもあります。

そして、多くの場合、めまい以外の神経症状をともないます。

中枢性めまいのいちばん大きな特徴は、いつもとは違う頭痛が起こることです。めまいの症状とともに、これまで経験のないような強い頭痛が出ていたら中枢性めまいが疑われます。

ほかにも、「意識がなくなる」「腰砕けになって歩けない」「ろれつが回らない」「飲みこみができない」「手足のしびれ」「半身の温度感覚や触覚が鈍った」などの症状があれば、中枢性の疑いが濃厚です。ただし、「顔の半分が動きにくい」という症状のある場合は、先ほどの「前庭神経炎」の疑いもあります。

中枢性めまいの可能性がある場合、頭部ＣＴやＭＲＩによる画像検査をして、脳内の病変を調べる必要があります。

中枢性めまいであることが確定した場合、治療は基本的には原因となる脳幹や小脳の病変に対するものが主体となります。

めまいや吐き気・嘔吐などの症状がひどいときには、制吐剤などを対症療法的に使うこともあります。

中枢性めまいの発症頻度は決して高くないものの、発症すると生命に影響を与えたり、後遺障害により日常生活に影響を与えたりします。

めまいの患者さんの１割程度とされますが、60代、70代、80代に増えていますので、高齢者の方は要注意です。

また、中枢性めまいの原因は脳血管に原因があることが多く、発症の背景には、高血圧や糖尿病、心臓病や動脈硬化などの生活習慣病と、ストレス過多、睡眠不足があります。

ですから、予防には、やはり**生活習慣の見直しが欠かせません**。生活習慣病のある人は疾患に対する適切な治療を受ける一方、食生活の改善や運動を心がけ、上手にストレス発散しながら生活を規則正しく整えていくことが重要です。

耳のケア

●耳そうじはしない

誰にでも共通する耳のケア法についてもお話ししておきます。耳のケア法を間違っている方も少なくないからです。

たとえば、日本人は耳そうじが大好きで、頻繁《ひんぱん》に行う人が少なくありません。ですが、これは日本人の最大の欠点だと私は思っています。お風呂に入るたびに綿棒で耳の中をそうじするなどは、はっきりいって、もってのほか。ケアするどころか、耳を傷めつける行為です。

耳のお手入れはしないのがいちばんのケア法。結論からいうと、これに尽きます。

耳には自浄作用があるのに、下手に手をかけると、それを妨げることになります。耳のケアを間違えると、細菌が増殖したり、耳にカビが生えたりします。

また、ヘッドホンやイヤホンの使い方にも注意が必要です。大音量で聞き続けることで難聴を起こすことがあります。

勘違いをしている人も多い「耳にとって本当によいことと悪いこと」をお話しします。

「耳そうじは自分でしない」

このことは欧米や中東では、よく知られていることです。

たとえば、ホテルのアメニティグッズとして綿棒が用意されていることがあります。

欧米や中東の有名ホテルでは、綿棒の入っている袋に「Do not insert cotton swabs into your canal」つまり「綿棒を耳の中に入れるな」という注意書きが印刷されていることがよくあります。綿棒で耳そうじ中に耳の中をケガするなどのトラブルがよく起こるためです。

イギリスでは、耳そうじに使った綿棒のコットンが5年間耳の奥に詰まり、そこから細菌が増殖して脳にまで感染が拡がり、意識不明になった男性が病院に搬送されるという事故も起こっています。

日本ではそのような注意書きはありません。ですが、実際には、耳かきに関するトラブルは数多く報告されています。しかも、多いのはこすりすぎて外耳炎になって痛くなるもの。ときには、綿棒のコットンが耳の中に残ってとり出せなくなったというものもあります。ほかにも、木製やステンレス製の耳かきで耳の中に傷をつけ出血したり、感染症を起こしたり、という事故がしばしば起こっています。

かつて私が医師になった頃には抗生剤があまりなく、耳そうじから髄膜炎になり亡くなられた患者さんを実際に経験したことがあります。最近でも糖尿病のコントロール不良例の方ですが、ある大学病院で外耳炎から薬剤耐性の細菌感染が起こり亡くなられた方がいました。

耳の穴には快感を生じさせる迷走神経の枝が走っており、「気持ちよくて耳そうじを頻繁にする」という人も少なくありません。ですが、綿棒だろうと耳かきだろうと、耳そうじはしないのが基本です。耳そうじの刺激が強すぎると、外耳炎だけでなく、この神経痛も起きます。

心配しなくても、**耳あかは自然に耳の外へと出ていきます。**

もともと外耳道《がいじどう》には穴の奥から入り口へと表皮が移動する働きがあり、それにのって耳あかを移動してきます。さらに食事やあくびなどで顎を動かすことで、耳あかは外へと押し出されます。つまり、耳には自動的に耳をそうじする自浄作用があるわけで、そうじを必要としないのです。

不適切な耳そうじは、むしろ、外へ出ようとしている耳あかを奥へと押しこんでしまうことになります。耳そうじを繰り返して、耳の穴（外耳道）が耳あかで完全に詰まってしまう「耳垢栓塞《じこうせんそく》」の状態になると、耳栓をしているのと同じように聞こえにくくなります。

私が診察した患者さんにも、「突発性難聴かもしれない」と慌てて診察を受けにこられたので診察してみると、耳の中に鉛筆の頭についているような消しゴムサイズの耳あかが詰まっていたということがあります。度重なる耳そうじによって耳垢栓塞の状態になっているところに、シャワーを浴びたことで、その耳あかが一斉にふやけて耳をふさぎ、耳がまったく聞こえなくなったことが原因でした。

耳あかは耳を守る守護神!?

耳そうじがいけない理由には、耳あかの持つ働きを阻害してしまうこともあります。ご存じない方も多いかもしれませんが、耳あかにもきちんとした働きがあるのです。

1つ目は、**外から入ってきたゴミの吸着**です。

そもそも耳あかは、耳の穴の皮膚に存在する耳垢腺（汗腺の一種）や皮脂腺などからの分泌物に、外から入ったゴミと古くなった皮膚の角質が混ざってできたものです。

2つ目は、耳垢腺から分泌される濃度の高い脂質によって、**外耳道を湿潤に保ち、皮膚を守る働き（潤滑《じゅんかつ》作用）**です。

3つ目は、**感染防御**としての役割。

耳あかは弱酸性で、なかには耳垢腺から分泌されるリゾチームというタンパク質分解酵素と免疫抗体のIgAを含んでおり、細菌の繁殖を抑える働き（抗菌作用）を持っています。

ですから、耳そうじをしすぎると、抗菌作用が低下して、耳の中に細菌やカビが生えやすくなります。また、耳の中にダニがわくこともあります。よく見るのは、飼い犬が耳のあたりをペロペロなめているうちに、犬のダニが耳の中に入り、中で繁殖するというケースです。実際に、ダニが中でごそごそ動きまわるため、たいてい「一日中、耳鳴りがしてつらいんです」と受診され、ダニが鼓膜の上をうごめいているのを見たことがあります。

私は、ダニが排卵したあとも見たことがあります。普通は犬がなめたくらいでダニがわいたりしないのですが、耳そうじのしすぎで耳の中の抵抗力が落ちていたために、ダニの侵入と繁殖を許してしまったのです。

そして、耳あかの働きの4つ目は、**ダニより大きい昆虫などの侵入を未然に防ぐ**ことです。耳あかの成分が持つ苦味や匂いによって、昆虫が「ここは巣穴ではない」と判断して侵入しないといわれています。実際、耳そうじのしすぎで、寝ている間に耳の穴に小さいチャバネゴキブリが入ってしまうことがあります。羽アリやカナブンは珍しくありません。

耳の中に昆虫が入ってしまうと、昆虫は後ずさりできないため、どんどん耳の奥へと入りこみ、鼓膜をガリガリと刺激するため、パニック状態になります。そうして耳鼻科に駆けこんでくる人も決して珍しくありません。

このように耳そうじのしすぎは、本当に危険です。

米国耳鼻咽喉科頭頸部外科学会など海外の学会や報告では、健康な状態であればほとんどの方は耳そうじは不要とされています。また、耳あかが詰まってしまうなどして耳そうじをする場合は、耳鼻咽喉科を受診することが推奨されています。

日本耳鼻咽喉科学会の公式見解でも、耳そうじは大体2～3カ月に1回程度、耳鼻咽喉科で行ってもらうのがよいとしています。当然、私も基本的には耳そうじはしません。

どうしても自分でとりたい場合は、耳の入り口付近にある耳あかだけを、とるようにしてください。

つまり、耳あかができるのは耳の入り口から約1・5センチのところまでですから、自分でそうじをしてもいいのは耳の入り口から約1～1・5センチ程度のところまで。

また、押しこむのではなく、らせん状にやさしくかき戻すようにしてください。耳かきを12時ぐらいのところに入れてらせん状に右下の3時のほうへ、3時ぐらいのところに入れてらせん状に下の6時のほうへ、今度は12時ぐらいのところから左下の9時のほうへ、そして左下6時のほうへやさしくかき出すという具合です。

これが難しいと思われる方は、やはり耳鼻科に行ってとってもらいましょう。耳そうじだけで耳鼻咽喉科を受診してもまったく問題ありません。

音響性難聴を防ぐヘッドホン、イヤホンとの上手なつきあい方

老若男女を問わず、ヘッドホンやイヤホンを使用して音楽を聞いている人たちを大勢見かけます。しかし、使い方に気をつけないと、気づかないうちに「音響性難聴（音響外傷）」を起こすことがあります。

音響性難聴は、主に大音響のコンサート会場やライブハウス、あるいは運動会のピストルの爆発音など、強い音エネルギーにさらされることで内耳の有毛細胞が吹き飛ばされて起こります。同時に、内耳にある血管が急激に収縮することによってその先が循環障害を起こし、内耳に影響を起こすことも知られています。

近年、ヘッドホンやイヤホンで大音量を長時間聞き続けることで音響性難聴になる人たちが増

えており、「ヘッドホン難聴」「イヤホン難聴」などと呼ばれ、問題視されています。

ヘッドホンやイヤホンを使用すると、通常なら空気に伝わる過程で弱まるはずの周波数が、高いままの状態で直接耳に伝わります。したがって、大きな音量で音楽などを長期間にわたって聞き続けていると、内耳の有毛細胞が徐々に壊れていきます。

コンサートなどで急激に起こる音響性難聴では、大音響にさらされた直後に耳鳴りや耳の閉塞感が起こり、すぐに違和感を自覚します。そうして、翌日も耳閉感や耳鳴りがある難聴の場合は、早急に耳鼻科でステロイドによる治療などを行うことで聴力が回復することもあります。これは音響外傷とも呼ばれます。

しかし、いわゆるヘッドホン難聴やイヤホン難聴は、時間をかけてゆっくりと進行し、少しずつ両耳の聞こえが悪くなっていくので、初期の段階では難聴に気づきにくいのが特徴です。

そうして、何もしないで放置してしまうと、有毛細胞は次第に脱落していきます。一度抜けてしまった有毛細胞は二度と再生することはありません。

ですから、有毛細胞が脱落する前に、予防をすることが重要です。**有毛細胞が壊れる前であれば、耳の安静をはかることで障害を予防できる可能性があります。**

ヘッドホンやイヤホンを使用していて、耳が詰まった感じ（閉塞感）や耳鳴りなど耳の違和感があったら、耳を休めるとともに早めに耳鼻咽喉科を受診することが大切です。

コラム「耳鼻科で行われる聴力検査」でお話しした騒音性難聴と同様に、音響性難聴も４０００ヘルツ付近の聴力から低下しはじめた報告がありますが、私が診察した患者さんにも、中学からヘッドホンで大音量の音楽を聞き続け、大学を卒業する前に両耳の４０００ヘルツの難聴になった方がいました。約10年間、大音量にさらされた結果、起きてしまったのです。30歳代の人で、7～8年間イヤホンを毎日長時間使いすぎて、両耳とも２０００～８０００ヘルツまで難聴になった患者さんもいます。

ヘッドホン難聴・イヤホン難聴も一度なってしまうと回復しません。ヘッドホンやイヤホンで大音量を聞き続けている限り進行していきます。ということは、音量を下げるなどの予防がいちばんの対策になります。これは日本だけではなく、世界中で問題視されています。

最近、ＷＨＯでは、11億人以上の世界中の若者が携帯型音楽プレーヤーやスマートフォンなどによる音響性難聴のリスクにあると警告しています。

このようなことは70歳以上の人でも、起こりえます。つまり、自分だけテレビの音量を大きくして聞いていると、家族からうるさいといわれ、１人でヘッドホンを付けたままで聞いている人がいます。ですので、音響性難聴は若者だけではなく、70歳以上の人でも重要な内容なのです。

ＷＨＯでは80dBで1週間当たり40時間以上、98dBで1週間に75分以上聞き続けると、難聴になる危険があるとしています。**１００dB以上だと大音響で急激に難聴が起こることもあります。**

●ヘッドホン難聴・イヤホン難聴対策のポイント

ヘッドホン難聴・イヤホン難聴を防ぐ方法は3つあります。

1つは、**ときどき耳を休ませる**こと。

ヘッドホンやイヤホンで音楽などを聞き続けてもよい限界値は1時間です。1時間経ったら、いったんはずして耳を休ませてあげること。耳の休憩時間は10～15分が目安です。10～15分休憩したら、また使って構いません。

1時間ごとに10～15分の休憩をはさむ。

これがヘッドホンやイヤホンから耳を守る秘訣です。

もう1つは、**できる限り「ノイズキャンセリング機能」のついた製品を使う**こと。

ノイズキャンセリングとは、文字通り、ヘッドホンやイヤホンの着用時に周囲の騒音や雑音（ノイズ）をキャンセル（打ち消す）させる技術のこと。外部のノイズが遮断されるため、ヘッドホンやイヤホンの音量を抑えることができます。

一般に、85デシベル以上の音を聞き続けると有毛細胞に障害が起こりやすくなり、難聴のリスクが生じるといわれており、ヘッドホンやイヤホンの適度な音量設定は65デシベル程度とされます。あるいは最大音量の60％くらいです。目安としては、ヘッドホンやイヤホンをしたままでも会話が聞きとれるくらいの音量です。

しかし、人混みや電車の中では音量をあげてしまいがちです。たとえば１００デシベル程度の騒音のしている地下鉄車内でまわりの音を気にせず「音漏れ」をして音楽を楽しんでいるとしたら、その音量は100デシベルを超えている可能性が非常に高いといえます。それを毎日続けていればヘッドホン難聴やイヤホン難聴が起こっても不思議ではありません。

このような場合、周囲の騒音を低減するノイズキャンセリング機能のついたヘッドホンやイヤホンを使用すると、より小さい音量で音楽を楽しむことができます。それでも、1時間をめどに、いったん耳を休ませてください。

3つ目は、**疲労や寝不足にならないように体調を管理する**ことです。

音響性難聴では、音の大きさ、音を聞いた時間、そして、そのときの体調によっても聴覚が障害される程度が変わってきます。

私たちの耳には、大音響から耳を守るための防衛機能がもともと備わっています。大音響を聞いたとき、鼓膜と内耳の間にある耳小骨筋が瞬時に働いて、大きな音を内耳に入れないよう働きます。これが耳の防衛機能です。

ところが、耳小骨筋は人間の身体の中でももっとも小さな筋肉で、身体に疲労がたまっていたり寝不足だったり飲酒をしていたりすると、あるいは予期しない大音響を聞いたりすると、瞬時に働くことができません。そのため、大音響が内耳に届いてしまい、有毛細胞がダメージを受けてしまうのです。

疲労や寝不足は音響性難聴に限らず耳の健康全般に悪影響をもたらします。ヘッドホンやイヤホンの使い方を含めて生活習慣を見直し、耳を含めた自分の身体にやさしい生活を心がけましょう。

【耳を守る食生活の新情報：その2】

＊ビタミンB群とビタミンCが豊富なバランスのよい食事で耳を守る

私たちの身体は食べたものでできています。ですから、耳の健康にとっても、日に3回の食事はかなり重要です。

その食事においてまず意識すべきことは、「バランスよく、なんでも食べること」。なぜなら、一定の食品ばかり食べたり避けたりしていると、栄養が偏ってしまうからです。当たり前にいわれることですが、「バランスのよい食事」は、耳はもとより健康な心身をつくる基本です。

その基本を押さえたうえで、とくに耳の聞こえに欠かせない有効成分として摂取したいものをあげると、筆頭は「ビタミンB群」と「ビタミンC」です。

ビタミンB群は、ビタミンB_1、ビタミンB_2、ナイアシン（ビタミンB_3）、パントテン酸（ビタミンB_5）、ビタミンB_6、ビタミンB_{12}、ビオチン（ビタミンB_7）、葉酸（ビタミンB_9）などの総称で、**「代謝ビタミン」**とも呼ばれます。

これらは、**ビタミンの中でも体内の代謝やエネルギー産生に必要不可欠な栄養素であり、内耳**

にも大きな影響を与えます。

たとえば、めまいや耳鳴りの治療薬として処方されることの多い「メチコバール」という薬はビタミンB_{12}が主成分です。ビタミンB_{12}は末梢神経の代謝を促すほか、内耳の神経の働きをよくするといわれています。

しかし気をつけることは、メチコバール（メコバラミン）の添付文書には「本薬剤投与で効果が認められない場合には、月余にわたって漫然と使用すべきでない」と記載があります。やはり食事でとったほうが他の成分とのバランスがよくなります。

たとえば、ビタミンB群のビタミンB_1とビタミンB_6は、神経機能の維持にかかわっていますし、ビタミンB_2は、過酸化脂質の発生を抑えることで血管の酸化を抑制するとされ、いずれも内耳の血液循環をよくする働きがあります。

このようにビタミンB群はそれぞれ単独での作用も持ちますが、お互いに協力しあいながら作用するため、どれか1つではなく食事として総合的に摂取することが望ましいのです。

一方、ビタミンCは、「抗ストレスホルモン」と呼ばれる「コルチゾール」の合成を促す働きがあります。そのため、ビタミンCが不足するとストレスが解消しにくくなるため、それだけ耳の不調が悪化することになります。

ビタミンB群もビタミンCも水に溶けやすいため、体内での滞留時間が短く、しかも、使われなかった分は尿などから排泄《はいせつ》されてしまいます。いずれも体内での消費が多く、毎日補いたい栄養素です。ぜひとも食材一覧を参考に食事の内容を検討してください。

ほかにも、「耳を守る食生活の新情報：その1」（70ページ）としてご紹介をしたマグネシウム、カルシウム、ビタミンD、亜鉛、香辛料、タンパク質、このあとの第3章でご紹介する「耳を守る食生活の新情報：その3」（181ページ）のDHAとルテイン、そして第4章でご紹介する脳疲労解消の効果のあるイミダゾールジペプチドや自律神経のスイッチをオンにするハーブなども意識して摂取を心がけたい栄養素です。

こうした栄養素は、なるべく食べものから摂取することが望ましいのですが、すべてを食事から補うのは難しいですし、カロリーオーバーになる可能性もあります。食事でとりきれない分は、サプリメントなどを上手に利用して補うのも1つの方法です。

＊積極的に摂取したい栄養素と多く含まれる食材

・ビタミンB_1：豚肉、うなぎ、そば、納豆、玄米、胚芽米、ピーナッツ、ごま、牛乳など
・ビタミンB_2：レバー、卵、うなぎ、干ししいたけなど
・ビタミンB_6：マグロ、カツオ、レバー、鶏肉、サツマイモ、バナナ、パプリカ、玄米など
・ビタミンB_{12}：カキ、ハマグリ、ほっけ、あじなど魚介類とレバーに豊富
・パントテン酸：大豆、レバー、干ししいたけなど

・ナイアシン：レバー、たらこ、マグロなど
・ビオチン：バナナ、レバー、卵黄、チーズなど
・葉酸：ほうれん草、菜の花、ブロッコリー、にんじんなどの緑黄色野菜やレバーなど
・ビタミンC：ピーマン、ブロッコリー、ゆず、レモン、キウイフルーツなど

ちなみに私のマイ朝食を披露します。なんと生のキャベツの千切りを約１００グラムも毎朝食べます。最近は生キャベツを酢漬けにして、塩コンブを入れることもあります。これにベーコン&エッグとブロッコリー、納豆、薬味（ショウガ、ミョウガ、大葉、ネギのみじん切り）、そして牛乳です。食べ終わったら果物（バナナかキウイフルーツ）とコーヒーです。

毎日キャベツの千切りを食べるきっかけは、大腸ファイバー検査の結果で、実は前がん状態の腫瘍が見つかったためです。

主治医に相談したところ、毎朝、食物繊維をたくさんとったらいいとのこと。その1つとして胃にもよいキャベツを教えてくれたのです。以来、毎朝これを主体に食べてから便秘がまったくなくなり、半年後も1年後もきれいな大腸になっていました。その後、毎年の大腸ファイバー検査でまったく再発はしていません。

実は、キャベツには、ビタミンC、ビタミンB_6、葉酸、ビタミンK、カリウム、カルシウムが豊富です。

これらのマイ朝食は、耳の健康にもよいのです。私自身、いまのところ加齢性難聴もめまいもなく、耳鳴りは疲労やストレスがたまると出てきます。かなりうるさく鳴ることもあります。しかし、ゆったりとしたヨガをやり、「寝たまんまヨガ」で爆睡をすると消えます。

ある意味、この本の内容の一部は自分自身の実体験による検証済みだともいえます。

結局は、野菜、卵、納豆、豚肉、フルーツということになります。

●耳の健康のために「ホットヨガ」はNG

「難聴・耳鳴り・めまい」の改善には、優れた有酸素運動であるヨガは最適です。ただし、それは通常の環境下で行う、普通のヨガのこと。高温多湿な環境の中で行う「ホットヨガ」は、むしろ耳の健康を害します。

私は、ホットヨガをしたために、難聴、耳鳴り、めまいを発症したり、症状が悪化したりしたという患者さんをいままでに大勢診察しています。学会でも報告しています。

国民生活センターからも、「ホットヨガによるめまい、のぼせ、吐き気、頭痛に注意！ レッスン中だけでなく、レッスン後に体調不良になることもある」として注意喚起をしています。その調査には体験者の約2割が有害事象を起こしたデータが発表され、ホットヨガスタジオの実名まで公表されています。

厚生労働省が運営する「統合医療」情報発信サイトでも、ホットヨガには「過熱と脱水に関する特別なリスク（危険）があることに注意」と呼びかけています。

ホットヨガは、たいてい温度38〜39度前後・湿度65％前後以上という室内で、さまざまなヨガのポーズを行います。この環境は、日本生気象学会による「日常生活における熱中症予防指針」では「危険」に相当します。簡単にいえば、ホットヨガとは8月中旬のお盆の頃の炎天下で、1時間運動するようなものです。

こういう、いわば過酷な環境下では、ヨガの最中やそのあとに耳が詰まるような感じになったり、外の音は聞こえにくいのに自分の呼吸音や自分の声が耳に響くようになったりすることがあります。これは、脱水や継続的な練習による「耳管開放症」という病気の症状です。

たとえば、ホットヨガのあとに良性発作性頭位めまい症のめまい発作を起こした患者さんや、継続して通っているうちに、立ちくらみにともなうめまい（起立性調節障害や起立性低血圧）に悩まされるようになった患者さんもいます。

めまいのリハビリのために医師に有酸素運動をすすめられてホットヨガをしたところ、スタジオ内でめまい発作を起こした患者さんや、メニエール病の発作の回数が増えたという女性、喘息発作を起こした方、好酸球性副鼻腔炎という指定難病がさらに悪化したという患者さんもいます。実際に耳鳴りが悪くなり、うつ状態に陥ってしまったという事例もあります。

つい先日も、ホットヨガのあとに「ひどい耳鳴りがするようになった」という患者さんが受診されました。そこで、治療の一環として「ホットヨガはすぐにやめてください」とお伝えしたところ、「でも、年会費を払ってしまいました」とのこと。この患者さんのように、ホットヨガによる体調不良を感じても、会費がネックになるなどして、なかなかやめる決心のつかないという方は少なくありません。

しかし、ヨガスタジオによっては、受診した領収書や診断書があれば会費を払い戻してくれるところもあります。ホットヨガで体調の異変を感じている方は、スタジオに相談してみることを強くおすすめします。

ヨガをした人の自律神経機能検査を行ってみると、普通のヨガでは、最後に行う「しかばねのポーズ」のあと、副交感神経が確実に優位になります。ところが、ホットヨガのあとでは交感神経の異常な興奮状態が長く続くことが明らかになり、この研究結果も学会で報告しました。また、そのせいで睡眠障害に陥っている患者さんがいることもわかりました。

ホットヨガは、普通のヨガとは心身にかかる負担がまったく異なります。そもそも、ヨガ発祥の地のインドでは、ホットヨガはヨガとして認めていません。

ホットヨガを全面否定するつもりはありません。ですが、難聴、耳鳴り、めまいのある人は、もともと自律神経の働きが不安定で、ホットヨガによる身体への負荷が大きくなりがち。そのような方は、ホットヨガは避けるほうが無難です。

第3章

認知症の発症リスクが「耳」にある！

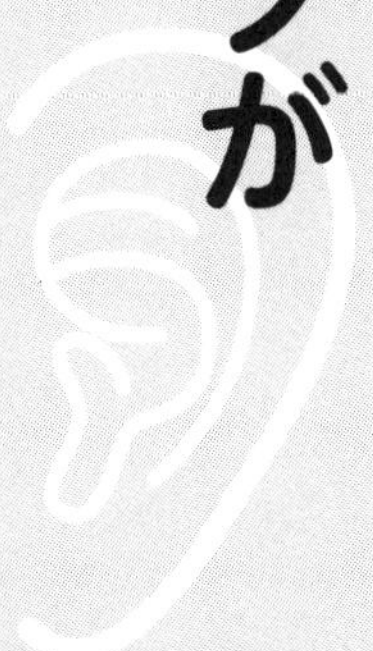

●耳が遠くなると認知症になりやすい

老後に関するさまざまな意識調査が行われています。

「長くなった人生をより充実させよう」と前向きに捉える人がいる一方で、「老後の生活は大丈夫か」と不安を抱えている人も多く、その不安材料として「お金」「健康」「認知症」がランキングの上位を占めるという結果が出ているようです。

3大不安要素の中でも、とくに日本の社会全体の重大な課題・問題となっているのが認知症です。

脳には多様な機能があります。そのうち、私たちがさまざまなことを考えたり、仕事をしたり、人とつきあったり、運動をしたりしているのはすべて「認知機能」の働きによるものです。ですから、認知機能が衰えると、日常生活にさまざまな影響があらわれます。

認知機能の低下がとくに著《いちじる》しくなると、たとえば、食事をしたことも覚えていないほどのひどいもの忘れ（記憶障害）や、頭が混乱して段取りよく行動できない（実行機能障害）、今日の日付やいまいる場所もわからなくなる（見当識障害）などの症状があらわれてきます。このように日常生活に支障をきたしている状態が6カ月以上続くと、「認知症」と判断されます。

さらに進行すると、徘徊《はいかい》や「お金をとられた」などと思いこむ妄想《もうそう》、便をあちこちにこすりつけるといった不潔行動などがあらわれることもあり、生活が制限され、自分の望むような人生を送ることは難しくなります。

厚生労働省の資料によると、**2025年には65歳以上の約5人に1人が認知症になる**と予想されています。最終的には全人口の半分が認知症になるという厳しい見方もあるようです。しかも、同じく厚生労働省の調査では、介護が必要になった主な原因の1位は「認知症」という結果が出ています。

晩年をより充実させて楽しく生きるには、認知症の発生や進行をいかに抑えるか、つまり予防することがとても重要になってきます。

難聴は認知症のもっとも危険なリスク因子

近年の研究によって、**「認知症予防には、加齢による聴力の低下を防ぐことがもっとも重要」**であることがわかってきました。

「耳が遠くなることが、徘徊や妄想にどのように結びつくのか？」とピンとこない方もいらっしゃるかもしれません。

しかし、2017年に開催された国際アルツハイマー病会議において、難聴は、高血圧、肥満、糖尿病などとともに認知症の危険因子の1つにあげられ、さらに2020年には「予防可能な12の要因の中で、難聴は認知症のもっとも大きな危険因子である」という発表がなされました。

わかりやすくいえば、難聴は「予防できる認知症の要因の中でも、最大級に危険」ということです。

認知症の発症リスクは、耳の健康な人に比べて軽度難聴なら2倍、中等度難聴では3倍、高度難聴になると最大5倍以上に高まるという報告もなされました。いかに難聴があることがよくないかということがわかります。ちなみに、意外かもしれませんが、視力障害はリスクファクターにも入っていません。

耳が遠くなるとなぜ認知症になりやすくなるのか、その要因も少しずつわかってきました。

まず、脳の神経細胞は単独で働くのではなく、多くの神経細胞同士が情報を伝達しあうネットワークを形成することで、学習したり、判断したりする脳の複雑な働きを実現しています。

音の情報処理も、側頭葉や前頭葉などさまざまな部位の神経細胞がネットワークを形成することで行われています。

ところが、神経のネットワークの大原則に「使われれば育《はぐく》まれ（強化され）、使われなければ失われる」というものがあります。

難聴になると、音の情報自体が入ってこなくなるため、それだけ聴覚のネットワークも使われなくなります。しかも、難聴によって会話が聞きとれなくなって人とのコミュニケーションが減ると、音のほかにもさまざまな脳への刺激や情報量が激減し、いろいろなネットワーク機能が弱くなったり、使われない細胞が脱落して脳が萎縮したりします。その結果、脳全体の活動そのものが低下して認知機能にも影響を与え、認知症の発症にもつながるのではないか、ということが明らかになってきました。

また、難聴のためにコミュニケーションがうまくいかなくなると、消極的になって人との接触をつい避けるようになってしまいます。そうすると、次第にうつ状態になり、社会的に孤立してしまう危険があります。「うつ」や「社会的孤立」もまた、それぞれ認知症の危険因子と考えられています。

このように、**難聴によって、活発な脳の活動を促すコミュニケーション機会が減少することが、認知症のリスクを高める**のです。

メタボの人は難聴・認知症とともにリスク大

メタボリック・シンドローム（通称メタボ）は、内臓周辺に脂肪がたまる内臓脂肪型の肥満に加え、高血圧・糖尿病・脂質異常症の生活習慣病のうち、どれか2つ以上を合併した状態をいいます。

これら4つの症状は、いずれも認知症に結びつきやすいことが国内外の研究で明らかになっていますが、それぞれの因子が重なれば認知症の危険性がさらに上がることは、たやすく想像がつきます。また、メタボの人は認知機能低下の進行が早いこともわかっています。

こうしたことから、メタボは認知症を発症しやすいと考えられています。

加齢性難聴の項目でも詳しくお話ししましたが、最近になって、メタボは聴力の低下にも関係していることも判明しました。

大規模な疫学研究によって、肥満が聴力低下のリスク上昇と関連していること、また肥満に加えて血圧・血糖・中性脂肪の上昇、コレステロールの上昇といった代謝異常があると、聴力低下のリスクはさらに上昇することが明らかになったのです。

つまり、メタボの人は、難聴と認知症という晩年の不安要素を2つとも一気に抱えこむことになりかねません。メタボの人、もしくはその予備軍の人は、メタボ改善につとめましょう。お腹ぽっこり解消のヒントについては、加齢性難聴の項目でお話ししていますので、参考にしてみてください（70〜78ページ）。

●軽度認知障害（MCI）の段階で気づくことが大事

「2025年には65歳以上の5人に1人は認知症になると見込まれている」というお話をしました。

このようにいうと「5人に4人は認知症にならない」と考える人もいるかもしれません。ですが、その中には認知症予備軍ともいえる「軽度認知障害」（MCI＝mild cognitive impairment）の人も含まれます。

認知症は突然発症するわけではなく、時間をかけてゆっくり進行していきます。軽度認知障害（以下、基本的にＭＣＩと表記します）とは、正常と認知症の中間の状態。たとえば、もの忘れはあっても日常生活には支障のないレベルです。65歳以上でＭＣＩの人の割合は15～25％と推定されており、ＭＣＩであることに気づかないままになっている人も少なくありません（図13）。

ＭＣＩをそのまま放置すると認知機能の低下が続き、約半数は５年以内に認知症に進行するといわれています。

しかし、その一方で、ＭＣＩの段階で適切な予防や治療を行えば、認知症の発症を防いだり遅らせたり、あるいは健常の状態つまり通常の加齢性変化に戻っていく可能性のあることがわかっています。

図13　軽度認知障害

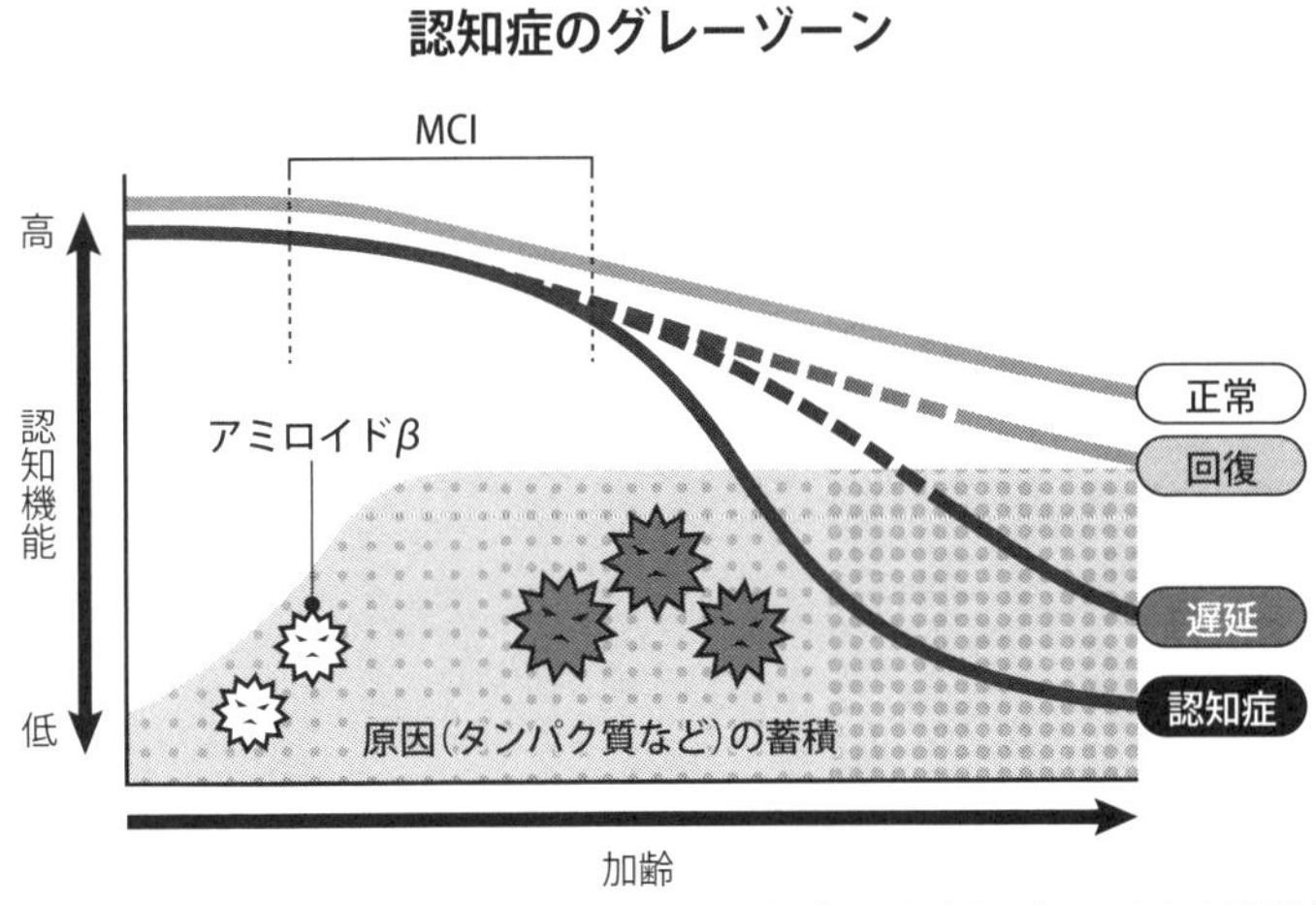

（出典：認知症ネットワークより〈改編〉）

ですから、できる限り早期にＭＣＩを発見し、この段階で抑えこむことがとても重要です。

●ＭＣＩのサインを見逃さない

ＭＣＩを早期発見するには、日々の生活の中で垣間見えるＭＣＩのサインを見逃さないようにすることです。

まずは難聴。

難聴が「予防できる認知症の最大のリスクファクター」であることを考えると、ＭＣＩの段階で多少なりとも難聴の起こっていることが予測されます。たとえば、テレビやラジオの音量を以前よりもあげないと聞きとれなくなっているとか、会話の中で聞き返し、聞き漏らし、聞き間違いが増えているとか、何かしら「聞こえ」に変化のあらわれている人は、軽度難聴とともにＭＣＩの可能性があるともいえます。

次に、もの忘れ。

ＭＣＩの記憶障害は、加齢によるもの忘れとは違い「少し前のことでも忘れてしまうことがよくある」「新しいことを覚えられない」といった特徴があります。

ほかにも、「同時に２つのことを行えなくなる」「慣れていた家事や作業に時間がかかり、失敗も増える」「本やドラマのストーリーの流れを追えなくなる」「趣味や人づきあい、外出することが億劫《おっくう》になった」などの変化が見られるようになります。

日常生活の中でこうしたＭＣＩのサインが見られたら、まずは、かかりつけ医に相談してみることをおすすめします。

ＭＣＩの段階から認知症のステージに進行する割合は1年放置すると約10％、その一方で、何らかの手を打つことでＭＣＩの状態から健常状態に戻る割合は14〜44％といわれています。

これまで、認知症を根本的に治療する方法はありませんでしたが、最近になって、認知症の進行を抑制する効果が期待される「レカネマブ」（アメリカの製薬大手バイオジェンと日本のエーザイとの共同開発）が日本でも承認されました。しかし、どのような治療も全員に効果があるわけではありません。また、脳が腫れたり出血したりする副作用もあることを考えると、やはり大切なのは発症前の予防、ＭＣＩの段階で抑えこむことです。

補聴器で聞こえを補うことも認知症予防の１つ

かつて補聴器は、あまり早くから使わないほうがいいといわれていました。しかし、難聴が認知症の危険因子であることがわかってから、状況が一変しました。

前述したように、難聴が認知症の発症リスクを高めるのは、耳からの音情報が減ることで脳への刺激が減ってしまうことが原因と考えられています。

ということは、認知症の発症リスクを減らすには、音の情報をなるべく減らさないようにすること。それには、加齢によって耳の機能が衰《おとろ》えてきたら、「聞こえ」を補う補聴器をなるべく早い段階で使ったほうがいいということです。

先ほどの「認知症の発症リスクは、耳の健康な人に比べて軽度難聴なら2倍、中等度難聴では3倍、高度難聴になると最大5倍以上に高まる」という報告からも、**補聴器を使うタイミングは早ければ早いほどいい**、ということがわかります。

「加齢性難聴」の項目でお話ししたように、電子体温計の音や耳の近くで指をこする音が聞こえにくくなってきたら、補聴器を使うことを考えはじめるタイミングです。

ところが、若い頃に比べると確実に耳は遠くなっている場合、補聴器をおすすめしても、メガネに比べると、補聴器に対して抵抗を感じる人が本当に多いのです。嫌なことを無理にするとストレスになるので、それはそれでよくありません。ですが、難聴を放置すると認知症発症のリスクは高まる一方です。どこかで折りあいをつける必要があります。

私は、患者さんには、「聞き返し、聞き漏らし、聞き間違いが増えてきたら、軽度難聴でも中等度難聴でも補聴器を積極的に使ってください」とお伝えしています。

「聞き返し、聞き漏らし、聞き間違い」は誤解を生み、それがコミュニケーショントラブルにつながることがあります。

有名なのは**カ・サ・タ・ハ行の声帯を使わない子音を聞き間違える**ことです。「カトウ」が「サトウ」に聞こえたり、「1時に待ちあわせよう」といったのが「7時」に聞こえたり。こういった聞き間違いが増えてくると、コミュニケーションに支障が出てくるため、人づきあいに消極的になっていきます。そうなる前に補聴器を使って「聞こえ」をよくし、健全なコミュニケーションを維持することが大切です。

●メガネ以上に難しい補聴器選びは認定制度を受けた専門店で

補聴器を購入する際は、耳鼻咽喉科の医師（補聴器相談医という資格を持った専門医もいます）に相談のうえ、補聴器販売の認定を取得しているお店を選ぶことをおすすめします。

というのも、たとえば、どの高さがとくに聞こえづらいのか、また、どのような環境で使用するのかなど、難聴の状況は人によって異なります。

そのため、補聴器で聞こえを改善するには、いくつかある補聴器の中から、その人の状態にベストなものを選定し、さらにそれを調整する必要があります。ところが、知識・技術不足の補聴器販売店では選定や調整がうまくできず、トラブルになるケースが少なくありません。

私は、患者さんには、補聴器専門の「補聴器センター」をご紹介しています。店舗ごとに「認定補聴器技能者」が常駐していますし、聞こえの測定を行う設備や、補聴器の調整を行う器具なども十分に備わっています。

なかでも重要なポイントは、2週間くらい貸し出しをして、試用させてくれることと、購入後も定期的な調整やアドバイスなどアフターケアを受けられることです。

適正な補聴器を選択し、その補聴器を自分の聞こえに合わせて調整していくには、何度も何度もフィッティングして音合わせをする必要があります。

補聴器の音合わせというのは、ボリュームを2にするか6にするかという単純なものではありません。低音、高音、本来聞きたい会話領域の音程……これらを個別に合わせていきます。

この調整がいい加減だと、「肝心の会話は聞こえにくいままなのに、冷蔵庫のブーンという音がやたら気になるようになった」「食器に当たるフォークやナイフの音がやたらに響く」といった不具合が起こります。ですから、特定の補聴器をしばらく試して、適性を見分ける必要があるのです。それには最低でも2週間はかかります。

しかも、それで終わるわけではありません。そのあとも引き続き定期的な調整が必要です。というのは、耳から直接聞こえてくる音と、補聴器を通して聞こえてくる音とは異なるため、脳が補聴器を通して聞こえてくる音に対する聴覚のネットワークを構築するのに、3カ月から半年、場合によっては1年ぐらいかかるからです。

私の患者さんに、70歳代の方で、調整にとても時間のかかった人がいます。なんと1年間で20回くらい購入した補聴器センターに通い、ようやく自分に合った補聴器になったのです。買った補聴器の調整だけでなく、脳のほうの調整にも時間がかかったのです。つまり、補聴器の調整とともに、時間をかけながら脳のほうでも音の情報を処理して調整していくのです。

少し耳をすませてみてください。あなたがいま、ひとりで静かな室内にいるとしても、たとえば、エアコンや冷蔵庫の音、時計の秒針の音、本書をめくる音など、いろいろな音がしていることに気づくはずです。まして、ひとたび外に出れば、風の音や自分の歩く靴音、すれ違う人が携帯電話に向かって話す声、自動車の走行音など、音があふれて音の洪水のようになっているのに気づくでしょう。

それらすべてを等価値に受けとっていたらたいへんですから、私たちは無意識にそれらの音を聞き分け、その中から意識的に聞きたい音だけを聞きとっています。つまり、**「聞く」のと「聞きとる」のとは次元が異なる**のです。

音を「聞く」というのは、耳が音（音波）を情報として捉え、それを聴覚神経によって脳へと運んでインプットするまでをさします。そこから脳がインプットされた情報を仕分けするわけですが、聴覚の情報を扱う脳のエリア（聴覚野《ちょうかくや》）は単一ではなく、少なくとも6つのエリアがあることがわかっています。それら6つの領域が必要に応じてネットワークをつくって情報交換を行い、音の意味（たとえば、それが会話なのか音楽なのか環境音なのかなど）を理解し認知することで「聞きとる」ことが成立します。

あなたは「カクテルパーティ効果」という言葉を聞いたことがありますか？

たとえば、ザワザワ、ガヤガヤしているパーティ会場などに入ると、聴覚に問題がなくても、誰が何をしゃべっているのか、すぐには判断がつきにくいものです。ところが、話したい相手や聞きたい会話に注意を向けると、一瞬にして騒音が消えたかのようになり、言葉がわかるようになります。

これは、ざっくりいうと脳が2つのネットワークシステムをつくっていることで可能になります。1つは全体を把握するシステムです。自分はいまこういう環境にいて、いろいろな音がしているということを漠然と捉えます。そして、もう1つは、その中から必要な音だけを選択するシステムです。

仕組みとしては、脳は、一度にいろいろな音がたくさん入ってくると、まず全体の音量を下げてすべての音を雑音化し、そこから一部だけを選択して大きくし、それを聞きとっています。

こうした脳の機能を「カクテルパーティ効果」といいます。

さて、こうした脳の機能を考えると、補聴器の性能としては、「雑音を聞きとれる」ことも重要です。つまり、会話など聞きとりたい音だけを抽出した調整では、全体像を把握できないため、本来の脳の聴覚機能とはフィットせず、使い心地がよくありません。

補聴器の歴史が130年以上あるヨーロッパでは、そうした脳の機能を踏まえ、補聴器でカクテルパーティ効果などを調整できるシステムの開発が進んでいます。日本製の多くの補聴器もヨーロッパ製に追いつき追い越せの勢いで開発をし続けています。大切なことは、販売する人の圧力に負けて買い急がないことです。そして、その場で選んで購入したら、それで終わり、売りつけたらあとは知らない、というお店は絶対に避けなくてはいけません。

・一定期間の貸し出し
・丁寧な音合わせ
・充実したアフターケア

この3つのサービスを受けられるかどうかを目安に、慎重にお店を選んでください。

●補助金の出る自治体もある

補聴器を片耳だけにつけている人もいます。ですが、老人性難聴の場合は、片方の聞こえだけが悪くても、両耳につけるのが理想です。

「片耳だけでも恥ずかしいのに、両耳なんて」と抵抗を感じる方もいらっしゃると思いますが、耳に関しては「見た目より実」です。ちなみに、クリントン元アメリカ大統領も上皇さまも、両耳に補聴器をつけていらっしゃいます。

問題は、補聴器は両耳ワンセットではなく、1個の値段の相場が30〜40万円以上と高額なこと。

しかも、健康保険、介護保険、医療保険では購入できません。

ただ、補聴器相談医の補聴器適合用の診療情報提供書と領収書があれば医療費控除の対象になります。また、自治体によっては補助金が出るところもあります。数千円~数万円くらい補助してくれるところもあるようですので、自治体のホームページを確認してみるといいでしょう。

なお、近年、かなり格安の商品もいろいろ出回っています。ですが、これらは基本的に「拡声器」で、全体の音のボリュームを上げ下げするようなアバウトな調整しかできません。

加齢性難聴による「聞こえ」の悪さをきちんと補って認知症を防ぐには、やはり、**特定の周波数帯の音を上げ下げして自分の状態に合うよう調整できるものを選ぶ**ことが重要です。

ちゃんとした補聴器選びは、それなりに費用はかかりますが、補助金制度などもありますので、それらをうまく利用して、早いうちから補聴器の利用を積極的に検討することを強くおすすめします。

「たかが補聴器」などと思わないでください。補聴器は、これからのあなたの人生に大きな影響を及ぼす可能性があるのです。

●MCIの改善には「MCI」が有効

病院で軽度認知障害（MCI）と診断されても、現在、保険が使える完全な治療薬はありません。したがって、現状では、身体を動かす運動療法が行われ、状況によっては、脳の活性化を狙った認知機能のトレーニングをすることがあります。

この場合の「状況」というのは、それが本人の苦しみにならず、楽しみになることを示しています。

また、認知症と同様、生活習慣を改善することでＭＣＩの発症リスクを抑え、症状の進行を穏やかにすることができるといわれています。

そして、自分でできるＭＣＩを改善するための対策が「運動」「食事」「人とのふれあい」で、私はこれを「ＭＣＩ」と名づけています。「運動＝Movement」「人とのふれあい＝Communication」「食事＝Ingestion（摂取）」のそれぞれの頭文字を並べるとちょうどＭＣＩ、わかりやすいでしょう（図14）。

ＭＣＩ改善のためのＭＣＩにもいろいろやり方があります。私のおすすめの方法をご紹介します。

図14　ＭＣＩにはＭＣＩ！

↑マサの勝手なネーミング

M：Movement … 運動
C：Communication … 他人とのふれあい
I：Ingestion … 食事（摂取）

運動：社交ダンス
ヨガはリアルで！　盆踊り効果

HIIT（高強度インターバルトレーニング :high intensity interval training）

認知症予防効果がある！

（マサは著者のことです）

反復する筋トレ・骨トレは「脳トレ」につながる！

近年の研究によって、運動をすることで記憶力や学習能力がアップし、認知症の予防につながることが明らかになっています。とくに、筋肉と骨にぐーっと圧力をかける反復した筋トレが、神経のネットワークの機能を回復する力があるとする報告が寄せられています。

まず、運動をすると、「ＢＤＮＦ」（脳由来神経栄養因子）という物質が脳の中で盛んに分泌されます。

ＢＤＮＦはタンパク質の一種で、神経細胞の新生や成長、維持、再生などにかかわる「脳の栄養分」ともいわれる存在です。とくに、シナプス（脳の伝達情報を担っている神経細胞同士の接合部）の成熟を促すとともにシナプスの数を増やし、さらに、シナプス間の結合の調整力の増強や長期にわたる結合の持続など、ＢＤＮＦは神経のネットワークの形成や発達において重要な役割を担っています。

血中のＢＤＮＦ濃度が高いと記憶力や学習能力などの認知機能の評価スコアが高いなど、**ＢＤＮＦと認知機能には深い関係があり、認知症予防に必要不可欠な存在**といわれています。

血中のＢＤＮＦの濃度は65歳以上になると加齢とともに低下しますが、運動によってＢＤＮＦの分泌量の低下を防ぐことができるのです。

ＢＤＮＦは有酸素運動によって増えますが、筋肉に負荷をかける運動を繰り返し行う「反復運動の筋トレ」もより有効です。

反復運動の筋トレをして筋肉に負荷をかけると、筋肉から「ＮＤＣ５」という膜タンパク質が放出されます。この膜タンパク質の一部は血流に乗って、脳内に届き海馬《かいば》のＢＤＮＦ濃度を高める働きがあります。

また、反復運動の筋トレをすると「ＶＥＧＦ」（血管内皮増殖因子）も増加します。ＶＥＧＦもシナプス形成にかかわっていることがわかっています。

しかも、骨についても、筋肉と同様に、反復運動によって負荷をかけることで強く丈夫になります。そのとき、骨の細胞から「オステオカルシン」という物質が分泌されます。

最近の研究によって、オステオカルシンは、骨から溶け出して全身の臓器に働きかける「メッセージ物質」として機能していることがわかってきました。脳に対しては、記憶力がアップするメッセージ物質として働くことが知られています。つまり、認知機能に関与しているということです。

そして、骨を強く丈夫にするために効果的なのも、太い骨に重力や、筋肉による圧力が加わるような負荷の大きい運動であることがわかっています。

宇宙に行くと重力がなくなるため急激に筋肉と骨がなくなり筋肉の萎縮と骨粗しょう症になります。そこで、宇宙船内ではエアロバイクやランニングマシンなどの装置を用いて反復運動の筋トレをしています。

さらにＮＡＳＡは、地上で重力を用いた筋肉と太い骨との両方を鍛える方法として推奨している運動があります。若ければバスケットボールですが、そうでなければ、太極拳かヨガです。これらは、筋肉を使って太い骨に圧力をかける運動です。

ウォーキングなど有酸素運動を持続的に行うのもいいことですが、上記の運動は認知機能のさらなる向上効果が想定できます。

反復する筋トレは「骨トレ」にもなり、足腰を鍛えると同時に認知症のリスクを下げることができるのです。

「壁ヨガ」で身体に負担をかけずに脳を若返らせる

さらに認知機能に効果のあることがわかっているトレーニング法に「ＨＩＩＴ（High Intensity Interval Training ＝高強度インターバルトレーニング）」があります。これは、トータル５分程度の間に、負荷の高い複数の筋トレとインターバル（小休憩）を繰り返す短時間集中型のトレーニング法のこと。限界まで身体を追いこむことで、筋肉増強効果と高い脂肪燃焼効果が得られます。

しかし、かなりハードなトレーニング法で高齢の方には難しく、ケガのもとになるかもしれません。

そもそも筋トレというと、バーベルを持ちあげ、スクワットを何度も繰り返すようなハードなトレーニングを想像して「筋トレなんて体力的に無理」と考える方もいらっしゃると思います。

では、どうすればいいでしょう。

実は、先ほども述べたように「ヨガ」でも十分効果があります。ヨガは呼吸を意識して行う有酸素運動ですが、骨と骨、筋肉と筋肉とがゆっくり押しあいながら負荷をかけあうことで、筋肉と骨を強く丈夫にします。

いってみれば、ヨガは、有酸素運動と筋トレとが組みあわされたダブル効果の得られる非常に効率的な運動といえます。

アメリカの研究発表によると、ヨガを毎日か１日おきに10年間続けている平均年齢68歳の高齢者２２７人の骨密度を調べたところ、背骨や大腿骨の骨密度の上昇が確認できたそうです。

ゆっくりした動きで、腰や膝を痛める心配もないので、高齢の方にも適しています。それでも、「ポーズをとってじっと立っているなんて無理」という方のために、高齢でも安全にできる「壁ヨガ」を考案しました。

これは、壁に手をついたりして、身体を支えながら行う方法です。支えとなる壁があるので安全ですし、負荷も軽くなるので、筋力の弱い高齢の方でもできます。

壁を支えにするからといって運動効果が劣るわけではありません。前にもいいましたが、むしろ身体を支えるために、壁を腕でしっかりと押したり、足裏で踏んばって立ったりすることで、全身の骨に刺激を与えながら、筋力を鍛えることができます。

●「壁ヨガ」のやり方

壁ヨガを行ううえで重要なことの1つは、呼吸を意識することです。

動きと呼吸を連動させるときの基本は、「息を吸いながら、筋肉や背筋を伸ばしたり」「息を吐きながら、筋肉を縮めたり、ねじったり、曲げたり」の2点です。

いちばんいいのは、しかばねのポーズのときに、「ヨガ的呼吸」を行うことです。詳しくは第4章でお話ししますが、ヨガ的呼吸法の中で初心者向けなのは「3・3・6呼吸法」といって、**「3秒（鼻から）吸って、3秒止めて、6秒（鼻から）吐く」**という呼吸法です。これをポーズのときに応用することができます。

この呼吸法に慣れてきたら、「3・6・9呼吸法」に挑戦してみてください。これは、「3秒（鼻から）吸って、6秒止めて、9秒（鼻から）吐く」という呼吸法です。しかし、つらいようでしたら、「3・3・6呼吸法」で十分です。

また、「3・3・6呼吸法」で行う場合、3秒止めるのがつらければ、ポーズをキープした状態で「吸って・吐いて」を繰り返して構いません。

いずれにしても、ヨガを行うときは呼吸の意識が重要ということです。

【注意】しかばねのポーズで3・3・6呼吸法に慣れた人は、壁ヨガでこの呼吸法を入れてください。慣れていない人は、壁に近づくときに息を吐き、壁から離れるときに息を吸うだけでも問題ないです。

＊壁ヨガの基本的なフォーム

「基本的なフォーム」は、次の通りです。

左右の脚を肩幅に開き、壁に向かって立つ。壁との距離は腕の長さより1歩か2歩分遠い位置に。両腕を肩の位置でまっすぐ伸ばし壁につく。このとき、身体は壁に対してやや斜めの状態に。壁に対してまっすぐ立った状態では床と身体の角度が90度になるところを、**壁に向かって80〜70度ぐらいになるのが目安。**

なお、万一のケガの予防のために、壁ヨガを行う前にウォーミングアップとしてストレッチなどをして身体をほぐしておきましょう。

ストレッチのやり方については第2章の「1日15分で効果あり！『石井式ウォーキング法』」でお話ししています（76ページ）。

また、第4章でご紹介している「壁ヨガでキャットアンドカウ（203ページ）」は、ウォームアップとして行われることが多いポーズです。まず、最初にこれを行うといいと思います。

＊壁で腕立て伏せ

これは、「プランク」という本来は床に手足をついて行う腕立て伏せの応用です。壁ヨガのプランクは足裏を床につけた状態で行ってください。足首や足腰に自信のない方はつま先立ちでもよいです（図15）。

図15　壁ヨガ

【壁ヨガ：吸って吐いてだけバージョン】

① 基本のフォームをとる。できる人は、足裏を床につける

② いったん息を吸って、吐きながら、肘《ひじ》をしめるようにゆっくりと曲げ、胸を壁に近づけていく(壁チャトランガ)

③ 壁につかない程度まで近づけたら、息を少し止める

④ 息を吐きながら、壁を押してゆっくりともとの状態に身体を戻していく

⑤ ②～④の一連の動きを10～20回繰り返す

⑥ 慣れてきたら、壁から足の距離を少し離す(壁プランク)

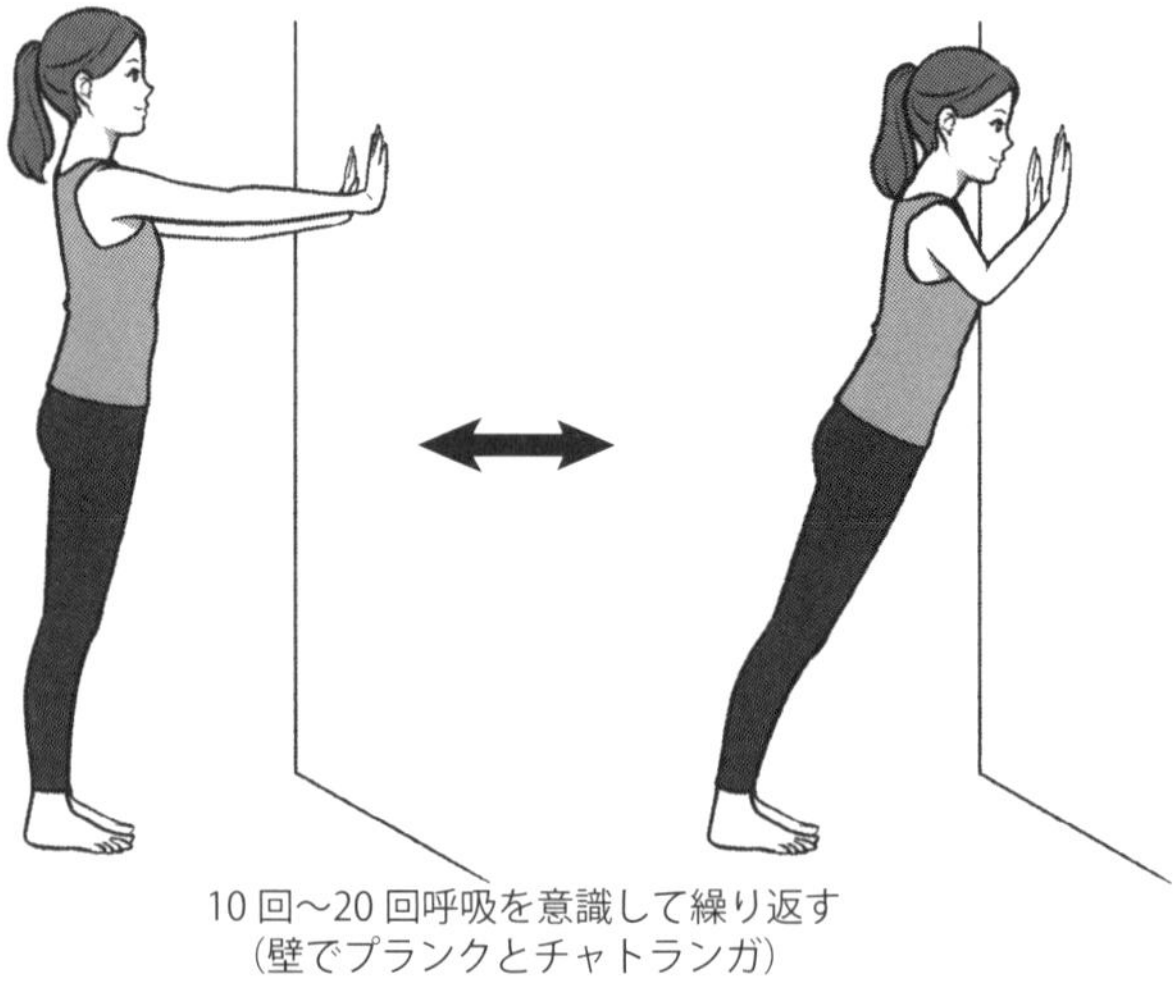

10回～20回呼吸を意識して繰り返す
(壁でプランクとチャトランガ)

【壁ヨガ：3・3・6呼吸法バージョン】

① 基本のフォームをとる。できる人は、足裏を床につける
② いったん息を吸って、吐きながら、肘をしめるようにゆっくりと曲げ、胸を壁に近づけていく
③ 壁につかない程度まで近づけたら、息を3秒かけて吸って、3秒止める
④ 息を6秒かけて吐きながら、壁を押してゆっくりともとの状態に身体を戻していく
　つらければ3～4秒で吐きながらでもよい
⑤ ②～④の一連の動きを10～20回繰り返す
⑥ 慣れてきたら、壁から足の距離を少し離す（壁プランク）

＊壁で片足引きこみプランク（図16）

①　基本のフォームをとる。足首や足腰に自信のない人は、つま先立ちになる
②　いったん息を吸って、吐きながら、右膝を曲げてゆっくりと鼻と膝が近づくようにする
③　息を吐きながら、右脚をゆっくりともとに戻す
④　今度は左脚で同じことを行う
⑤　②～④の一連の動きを左右1セットで10～20回繰り返す
⑥　慣れてきたら、壁から足の距離を少し離す

図16　片足引きこみプランク

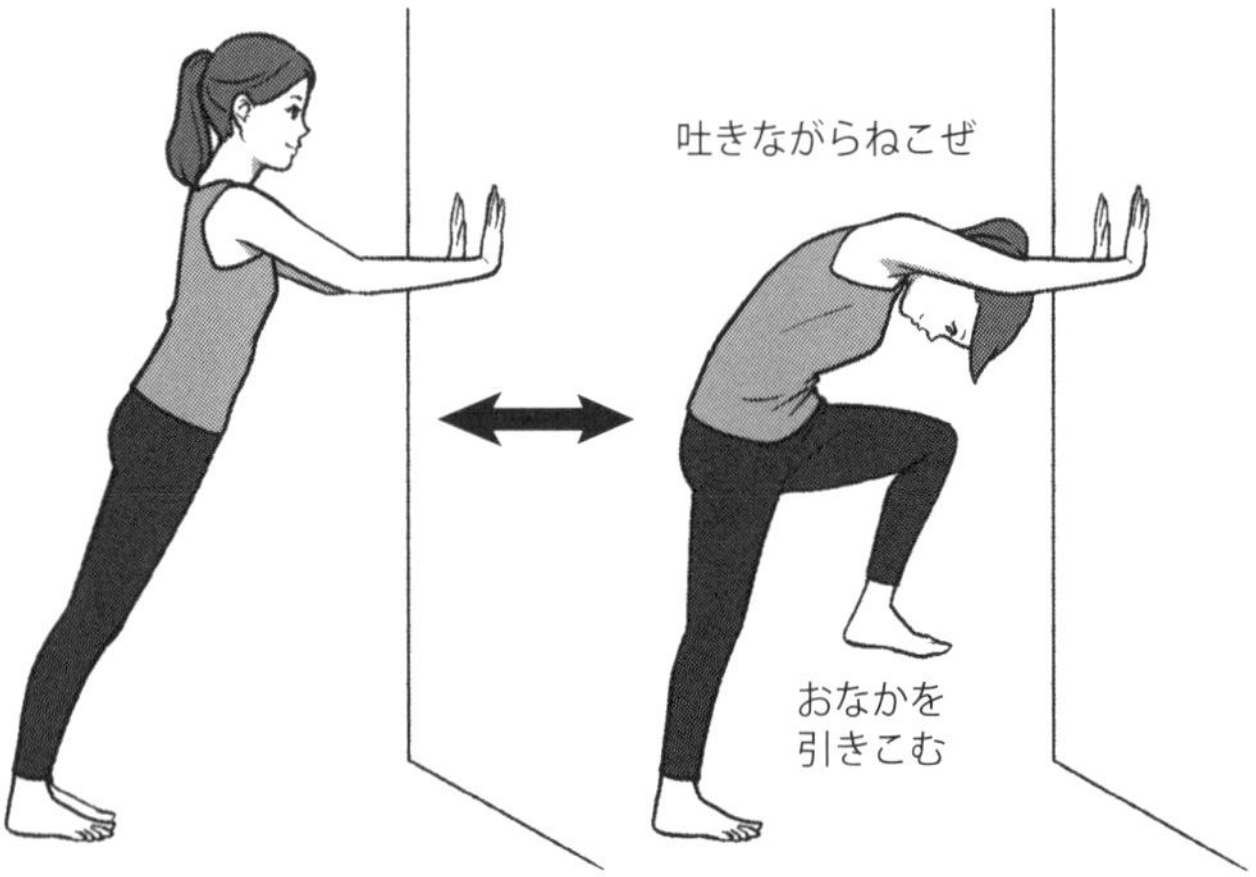

10回～20回呼吸を意識して繰り返す

＊壁で股関節と体側伸ばし（図17）

①まず、基本のフォームをとる
②基本フォームの状態から、左手をはなして身体全体で右側を向く。壁に右手だけをついて身体を斜めに支えている状態
③左肘を曲げながら、左膝を壁側に踏み出す。左肘を左膝の上にのせ、同時に、右膝をできるだけ伸ばして壁から右足を遠ざけ、顔だけ上を向く。息を吸って3秒かけて吐く
④③の状態で3秒キープ
⑤息を吸いながら6秒かけて②の状態に戻る。つらければ3〜4秒で吐きながらでもよい
⑥②〜⑤までの一連の動きを10〜20回繰り返す
⑦今度は左側で同じことを行う

図17　股関節と体側伸ばし

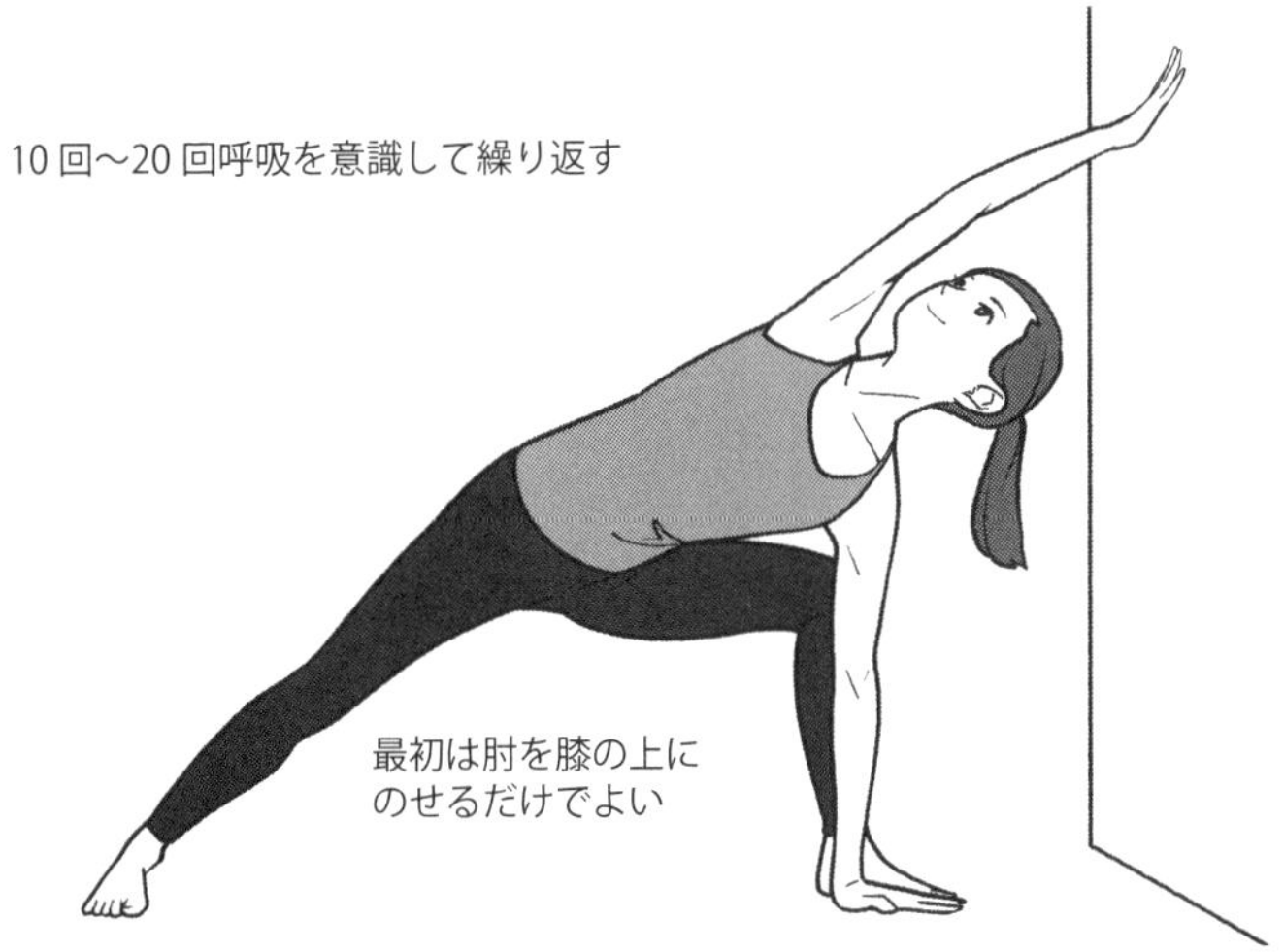
10回〜20回呼吸を意識して繰り返す
最初は肘を膝の上に
のせるだけでよい

＊いわゆるヨガ版ラジオ体操「太陽礼拝」

「太陽礼拝」は、ヨガの基本となるポーズを組みあわせて一連の動作を行うもので、「一日のはじまりに太陽に挨拶し、その恵みに感謝する」という意味があります。

太陽礼拝のやり方はスタジオや流派によって多少異なります。壁ヨガでは、基本的に12のポーズをとります（図18）。

壁がなくてもできる方は、ネットで検索すると12ポーズのやり方がいろいろ出てきますので、無理のない範囲でチャレンジしてみてください。

また、呼吸はポーズごとに「吸って・吐いて」のタイミングが異なります。でも、難しく考えることはありません。原則的に、「伸びるときに吸う」「縮めるときに息を吐く」この2点を意識しながらゆっくりと行えば、それでOKです。ポーズによっては、「3・3・6呼吸法」も応用できます。

「太陽礼拝」は背中、お腹、股関節、肩など身体の中でも大きな部位をダイナミックに動かすので、血液循環がよくなって、全身が活性化され、心と身体がスッキリします。

また、1番目のポーズのときに、しっかりと足裏で床を押してまっすぐ立つことで、脚の骨にしっかりと負荷がかかると同時に、身体の中でもっとも大きい太ももの筋肉と、第2の心臓と呼ばれるふくらはぎの筋肉とを鍛えることができます。

図18　太陽礼拝

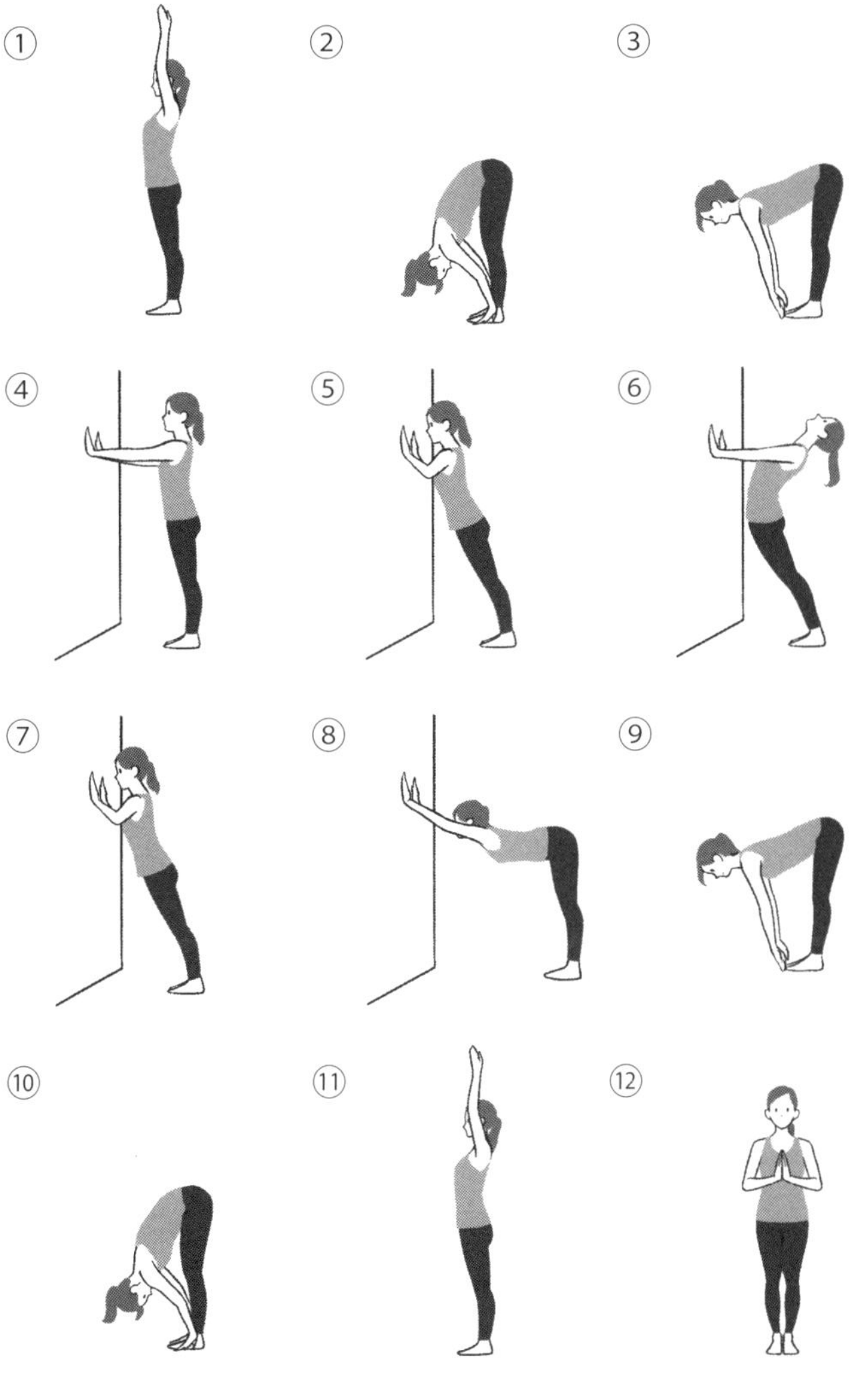

「太陽礼拝」を3回ほど繰り返して行うと、関節の可動域や柔軟性が高まり、転倒をしにくくし、運動不足やストレス解消などの効果が期待できます。

また、全身の血行が促進されることで、肩こりや低血圧、疲労、便秘、冷え性、むくみ解消などにもよいとされています。

まず、壁から一歩離れた位置に、壁を前にして背筋を伸ばし足裏でしっかりと床を押してまっすぐ立ちます。

両手のひらは、祈るように胸の前で合わせます。直立姿勢に不安のある場合は、両足を左右に少し広げて立ちます。

① 息を吸いながら両手を大きく拡げて両手を頭の上まであげ、両手のひらを合わせ（親指をからめてもよい）、背筋を伸ばすように、上下に両手と両脚で引っぱりあう。余裕があれば、目線を親指のほうへ向け、天に向かって拝んでいるような姿勢になるのが理想

② 息を吐きながら両手をほどき、ゆっくりと前屈する。余裕があれば膝を伸ばしたまま、手のひらを床につける。つかない場合、膝を曲げ、両手を太ももやすねなど届くところに当てて押すと安定する

③ 息を吸いながら頭を腰と同じ高さくらいに戻す

④ 息を吐きながら壁に両手を当て両足を一歩後ろへずらしてプランク（腕立て伏せ）のポーズにする

⑤ 息をいったん吸って、吐きながら両肘を曲げ壁に近づく。両肘を壁につけてもよい。慣れてきたら、肘を壁から浮かす

⑥ 息を吸いながら両肘を伸ばし、胸を張って胸や頭を後ろへできる範囲で後屈する

⑦ 息を吐きながら肘を曲げ、壁に両肘をつく。慣れてきたら肘を少し曲げたままで壁から離す

⑧ 息を吸いながらバンザイするように、両手を伸ばし、横から見て「くの字」になるように足を横へずらす。このとき息を吐きながら下腹をしめておへそのほうへ引きあげる。この状態で腹式呼吸をゆっくりと3～5呼吸する

⑨ 息を吸いながら両足を最初の位置まで前へ移動し、頭を腰と同じ高さまで下げる

⑩ 膝を曲げてもよいので、息を吐きながら前屈する

⑪ 息を吸いながら両手をできるだけ上へ伸ばし、手のひらを合わせ、上下に伸びる

⑫ 息を吐きながら両手を下ろし胸の前で合掌する

★これが壁ヨガの太陽礼拝の基本の流れとなる。一連の流れを3回繰り返す

●MCI対策にも石井式ウォーキング法

第2章でメタボ・生活習慣病対策としてご紹介をした「石井式ウォーキング法」（76ページ）は、同じ理由からMCI対策としても有効です。

患者さんには「健康のために毎日1万歩、歩いています」と胸を張る方も少なくありません。しかし、タラタラ長い距離を歩くよりも、短時間でもオンとオフのあるメリハリをつけて歩くほうが、はるかに運動効果の高いことがわかっています。

お散歩がてらウォーキングをすることは、気分転換にもなりますし、否定はしません。でも、せっかく外に歩きにいくのなら、その途中で、石井式ウォーキング法をはさんでみてください。心地よい汗をかくことで、爽快感とともに、脳機能にも内臓機能にも優れた健康効果をもたらしてくれます。

●盆踊り効果を生かす法

私は、運動とコミュニケーションの両方の効果を一度に得られるので、「社交ダンス」と「リアルヨガ」もおすすめしています。いずれにも「盆踊り効果」があります。

盆踊りは、1人で踊っても楽しくありません。また、踊り方も間違っているかもしれません。ところが、みんなで一緒に踊ると楽しいうえに、踊り方もわかります。しかも、音楽を聴《き》くことで脳の活性化になり、歩きながら手足を動かすことで全身運動になります、みんなと一緒に踊ることで他者とのコミュニケーションの機会にもなりますし、脳や身体、さらに社会性の維持や促進につながります。盆踊りが、共感や一体感を生み、脳の活性化に効果をもたらすことを科学的に裏づけた研究もあります。

その点、「社交ダンス」には必ず相手がいます。サークルや教室に通えば、ほかのペアの人たちもいます。ペア同士で踊りあうことで、やる気も出て、身体も自然とよく動くようになります。

ヨガも同じです。コロナ禍で、ヨガもリモートで指導を受けるオンライン・ヨガが流行りました。家で自分のペースでゆっくり行うのもいいのですが、スタジオやジムなどでみんなと一緒にやる「リアルヨガ」には、盆踊り効果を見込めます。みんなでやれば楽しいし、正しいポーズがわかるのでケガもしにくくなるというメリットもあります。

自宅近くで手頃なダンスやヨガのスタジオや教室を探して、参加してみてはいかがでしょう。楽しみながら脳トレでき、モチベーションも続き、さらにストレス発散効果によって耳の健康にもよいので、おすすめです。

家では壁ヨガ、外ではリアルヨガ。ＭＣＩの大きな予防効果を得られそうです。

脳トレには手を使う活動が効果大

これまで「脳を刺激するような活動が認知症の発症リスクの低下に関係する」ことが、さまざまな研究によって示されてきました。

最近のアメリカの研究によって、具体的に、「どのような活動をどのくらい行うのがより効果的なのか」がわかりました。

70歳以上の高齢者2000人を対象に、「読書」「コンピュータ（パソコン操作）」「社会参加（友人と出かける、映画を見にいくなど）」「ゲーム（アナログなカードゲームやクロスワードパズルなど）」「ハンドクラフト（陶芸やキルトづくり、縫い物などの手工芸）」の5種類の活動と、その実施状況（どれをどのくらいの頻度で行ったか）を5年間追跡調査したところ、**週5〜6回、アナログゲームで頭を使うか、ハンドクラフトで手を使うかが、もっともMCIのリスクの低下に役立つ可能性のある**ことがわかったそうです（図19）。

図19　高齢者の各活動の頻度とMCIリスクの低下

	読書	コンピュータ	社会参加	ゲーム	ハンドクラフト
月1回以下	コントロール群	コントロール群	コントロール群	コントロール群	コントロール群
月2~3回	26% 低下	–	21% 低下	43% 低下	33% 低下
週1~2回	–	–	32% 低下	–	29% 低下
週3~4回	–	–	31% 低下	–	–
週5~6回	–	36% 低下	–	50% 低下	45% 低下
毎日	28% 低下	33% 低下	–	39% 低下	–

–：統計学的有意差
コントロール群（対照群）

日経 Gooday30＋より

手と頭を使う運動がよい！

結果を総合すると、高齢者は、毎日読書をし、2日に1度程度の適度な社会参加をこなし、週5～6回以上パソコンを操作し、なおかつハンドクラフト（手工芸）に取り組みながら、アナログなゲームをするのが、認知症をもっとも遠ざける生活習慣だったそうです。

しかしながらすべてを取り入れる必要はないです。研究報告を確認する限り、この中で少なくとも手を使う趣味や、トランプや麻雀のような頭を使うアナログゲームに、それ以外の要素を1つか2つ加えて、習慣化するだけで十分です。

【耳を守る食生活の新情報：その3】

＊青魚と毎日200ミリリットルの牛乳、そして2切れのカマンベールチーズが脳機能を守る

第2章でもいいましたが、栄養不足になると、心身の機能は衰えます。したがって、脳のためには、野菜や肉、魚、きのこ類、海藻類などさまざまな食材をバランスよく食べることが基本です。

そのうえで、とくに認知症予防効果の期待できる食品としておすすめしたいのが、**マグロやサバ、アジ、イワシなどの「青魚」と「乳製品」**です。

青魚には、高齢者の認知機能改善効果のあることで知られる脂質成分の「ＤＨＡ」（ドコサヘキサエン酸）が多く含まれています。

ＤＨＡは、脳内でもとくに記憶や学習にかかわる海馬の細胞の膜に多く存在しています。ＤＨ

Ａは、神経伝達物質の量を増やして情報伝達の能力を向上させたり、神経細胞の発育を活性化させて脳神経機能を維持する役割を果たしており、海馬のＤＨＡの量が頭の認知機能のよさにかかわっていると考えられています。

もう一方の「乳製品」は、近年、「乳製品を食べる習慣のある人は老後の認知機能が高く、認知症発症のリスクが低い」という疫学的な報告が国内外でなされています。

牛乳などの乳製品に含まれる「短鎖《たんさ》脂肪酸」「中鎖《ちゅうさ》脂肪酸」には認知機能の低下を抑制する効果があります。また、牛乳・乳製品に多く含まれるカルシウム、カリウム、マグネシウムを多くとることが血管性認知症（一部アルツハイマー病にも）の予防につながることなども明らかになっています。

そして、**毎日200ミリリットルの牛乳を飲む**ことで、そうした認知症予防効果が得られるといわれています。

また、最近の日本の研究チームによる報告によって、乳製品の中でもとくに**「カマンベールチーズ」（白カビ発酵チーズ）**に認知機能を改善し、予防する効果のあることがわかりました。

都内の70歳以上の軽度認知機能障害の女性約35人を対象にした研究でも、カマンベールチーズを１日約30グラム（2ピース）ずつ、３カ月間食べてもらったところ、血中のＢＤＮＦの値が約６％も増えていたそうです。乳製品に含まれるカルシウムは、良性発作性頭位めまい症の予防にも有効な成分です。

乳製品に対するアレルギーのない方は、できるだけ牛乳やカマンベールチーズをとるとよいでしょう。

＊緑黄色野菜の色素成分が脳によい

脳には、**「血液脳関門」といって、毒素など有害なものが入ってこないようにする特殊な血流システムが備わっています。**つまり、摂取しても、脳の神経細胞にまで届く成分と届かない成分とがあるのです。

前の項目の「DHA」も血液脳関門を通過することができます。

そして、緑黄色野菜に多く含まれる色素成分の「**ルテイン**」も、血液脳関門を通過することのできる成分。**脳内でも、とくに学習と記憶にとって重要な神経組織の中に存在している**ことがわかっています。

このことから、ルテインは神経伝達物質と関係があると考えられており、実際に認知機能を高める効果があるとの研究報告が相次いでいます。

緑黄色野菜の中でもルテインの豊富な食品には、ほうれん草や小松菜、モロヘイヤ、ケールなどがあります。またアボカドや乾燥プルーンにも多く含まれています。ただ、そこまでこだわらなくても、単純に色のついた野菜、たとえばにんじんやブロッコリーなど、**できるだけ色の濃い**

野菜を食べるようにするだけでも十分効果があります。

実は、キャベツにもルテインが含まれているのです。やはり、私の毎朝の習慣にしている100グラムが適量のようです（トンカツ屋さんで、トンカツのお皿に添えられて出てくるキャベツのおおよそ2〜3回のおかわりの量です）。

こうした緑黄色野菜には、「耳を守る食生活の新情報：その2」の項目でお話しした、耳の健康に欠かせない有効成分であるビタミンB群とビタミンCも豊富に含まれています（140ページ）。

いろどりのよい食卓は、それだけで食欲をそそります。緑黄色野菜を上手に使って、おいしく楽しく、耳と脳の健康を守っていきましょう。

第4章

自分でできるストレス・自律神経コントロール法

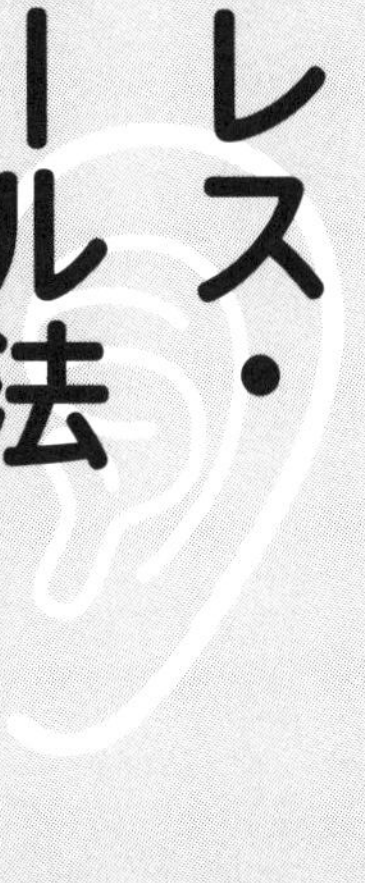

●日々自分で耳の健康を守るために

ここまで見てきたように、「難聴・耳鳴り・めまい」など耳の不調には、ストレスによってCAN（31ページ）が興奮し自律神経が乱れてしまうことが大きくかかわっています。

ということは、日常生活の中でストレスに対処する「ストレスマネジメント」をうまくできれば、自律神経の乱れを防ぎ、耳の不調を改善して守っていくことができます。

それと同時に、日頃から交感神経と副交感神経の2つの自律神経のバランスを整えておくことも重要です。ストレスを受けても2つの神経のスイッチングがスムーズであれば、CANの暴走を抑えることができます。

つまり、耳の健康を守るために必要なことは、

・ストレスマネジメント
・2つの自律神経のバランスを整える

この2つです。

このように、ストレスと自律神経を理解し、それぞれを暴走させないようになる考え方も含めて適切な行動をとるようにすることを、医学的には「認知行動療法」といいます。

コラム

自律神経とストレスの研究は宇宙酔いの解明からはじまった

30年以上前、私は米国留学中に、NASAから研究費用をもらって、宇宙酔いの研究をしていました。

現在もメカニズムはまだ完全には解明されていませんが、一般的な乗りもの酔いにも宇宙酔いにも、内耳《ないじ》の三半規管《さんはんきかん》や耳石器《じせきき》が大きくかかわっていることはわかっています。

すでに述べたように、内耳の三半規管は回転感覚のセンサーで耳石器は重力センサーのような働きをしていて、三半規管と耳石器からの情報と目で見た情報とを脳内でリンクすることによって、自分の身体の動きや位置がわかるようになっています。

一般的な乗りもの酔いは、乗りものが上下左右に揺れたり、急に発進したり、止まったりすることで、内耳の情報と目で見た情報とに普段とは違うズレが生じ、脳が混乱して異常な反応を起こすことで起こります。

つまり、情報のズレがストレスとなって、自律神経の中枢《ちゅうすう》であるCANの異常反応が起こることが、一般的な乗りもの酔いの原因です。そのため、乗りもの酔いになると、顔面蒼白、冷や汗、吐き気、嘔吐《おうと》といった自律神経の乱れによる症状が多く出ます。

宇宙酔いは、一般的な乗りもの酔いとは違って、宇宙船が揺れるから酔うのではありません。宇宙は無重力ですから、重力センサーである耳石器がうまく働くことができず、頭を動かしたとき三半規管との間でズレた情報をつくってしまいます。それによって脳の中の空間認知のネットワークが混乱し、その混乱した情報がストレスとなってＣＡＮの異常を引き起こし、酔ってしまうのです。

間接的な原因は異なっても、宇宙酔いも自律神経の異常反応が原因ですから、一般的な乗りもの酔いと同じような症状が出ます。

また、一般的な乗りものと同じように、宇宙に何日もいると、内耳の情報と目から入る情報とをうまくリンクできるようになって、慣れてきます。これを「宇宙酔いの適応」といいます。

自律神経コントロール法

「シーソーの原理」で自律神経のバランスを整える

前項でお話ししたように、耳の健康を守るために自分でできるケアは「ストレスマネジメント」と「2つの自律神経のバランスを整えること」です。

まず、自律神経から見ていきましょう。

少しおさらいをすると、自律神経は自分の意思《いし》とは関係なく働き、呼吸や排泄《はいせつ》など生体にとって基本的な機能を調節している神経です。主に活動モードのときに働く交感神経と、リラックスモードのときに優位に働く副交感神経の2つの神経から成り立っています。

2つの神経はいわばアクセルとブレーキのような関係で、たとえば、筋肉を緊張させるのは交感神経で、ゆるめるのは副交感神経です。

また、それだけでなく、それぞれに得意分野があります。心臓・肺・血管など循環器を優先するときは主に交感神経が働き、危険が迫ったときに対応できる緊張状態をスピーディにつくり出します。

一方、唾液腺《だえきせん》や胃、小腸など消化器を優先するときは主に副交感神経が働き、必要な栄養を全身に長くゆっくりと送りこみます。このように、それぞれ得意な分野で身体の調子を整えるという特性を持っています。

そして、２つの神経は、一方が緊張するともう一方はゆるむという関係にあり、その働きはしばしば「シーソーの原理」にたとえられます。

といっても、極度の緊張状態のときをのぞいては、交感神経だけあるいは副交感神経だけが働くような状況ではなく、「そのときの状況に応じて、どちらかというとこちらのほうが優位に働く」というバランス調整が自動的に行われています。

図20のグラフは、日常生活の中のさまざまなシーンでの交感神経と副交感神経のバランスをあらわしたものです。睡眠中は副交感神経、活動中は交感神経の割合がそれぞれ増えていますが、どちらかだけという

図20　毎日の活動と自律神経の変化

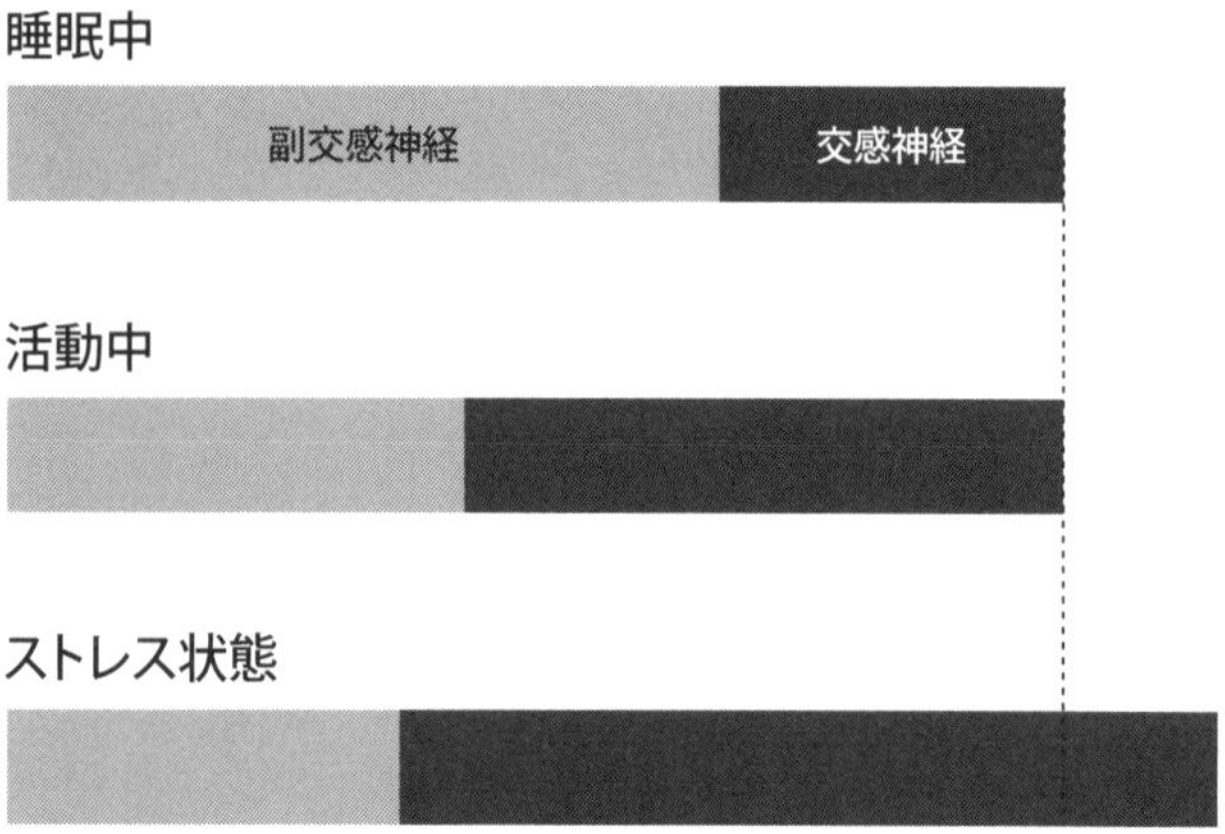

わけではありません。

大切なのは、2つの神経がお互いにうまくバランスをとりながら、それぞれ必要に応じてしっかりと働くことです。

ところが、ストレスがたまると、自律神経をコントロールしている中枢（CAN）が興奮して交感神経の緊張が強くなり、自律神経のバランスが不安定になります。つまり、2つの神経のスイッチングがうまくいかなくなるのです。

「2つの自律神経のバランスを整える」とは、このスイッチングをスムーズにしてあげることです。

意思では動かせない自律神経をどうコントロールする？

第1章でもふれましたが、「自律神経は意思とは関係なく働く神経なのに、自分で動かすことなどできるのか」という疑問に対する答えは、「YES」&「NO」です。

そもそも自律神経の働きは「反射」による反応です。たとえば、梅干しを見た瞬間に唾液が出るとか、外気温にかかわらず体温を一定に保つとか、寒さや恐怖で鳥肌が立つとか、これらはすべて反射による反応で、自分の意思では止められません。

しかし、その反射を利用することで、自律神経を操《あやつ》る方法があります。

1つは、自律神経の対応しているエリアに、物理的な刺激を与えることです。

「鍼灸治療は試す価値あり」の項目（93ページ）でも述べたことですが、私たちの身体の表面は皮膚分節と呼ばれる領域に分けられていて、分節ごとに支配する交感神経が決まっています。

それぞれのエリアの皮膚に微細な圧力をかけると、知覚神経を刺激し、対応する部位の交感神経が刺激されます。交感神経はとくに背面（首の後ろの生え際のあたり、背中の上部、腰まわり、尾骨まわり）の皮膚の浅いところに太く分布しています。

たとえば、交感神経の通り道は背骨に沿っているので、手やローラーを使って背中をマッサージして背部の皮膚に直接圧力をかけたり、運動で身体を動かすことで間接的に皮膚に圧力をかけたりすると、交感神経が興奮します。

また、交感神経は筋膜の下にある筋肉の中の血管に密集しているので、運動で筋肉を動かすと、直接に交感神経を刺激することもできます。つまり、運動をすると皮膚と筋肉という2つのルートから交感神経を刺激することができ、ダブル効果を得られます。

「それでなくてもストレスの多い生活で交感神経が優位になっているのに、さらに交感神経が興奮するようなことをすると逆効果では？」

このように思う方もいらっしゃるかもしれません。

しかし、マッサージや運動で優位になった交感神経の働きは、マッサージや運動をやめると途端にゆるみ、その反動で低下に向かい、副交感神経が優位になります。シーソーの原理です。

運動のほかにも、身体の外から物理的な刺激を与える方法はいくつかありますので、このあと順にお話ししていきます。

さて、「呼吸」によっても自律神経を操作することが可能です。呼吸は自律神経が調節している機能の中で、唯一、自分の意思でも行えるものです。

普段、人はリラックスしているときは自然に「腹式呼吸」に、交感神経が緊張しているときは浅い「胸式呼吸」になっています。意識してゆったりと腹式呼吸を行うと、次第にリラックス状態になります。

さらに、しょうがや唐辛子などの刺激物を摂取することも有効です。最近の研究によって、ハーブや香辛料に含まれる成分が舌の温度センサーを刺激することで自律神経が興奮することがわかり、注目を集めています。

意外に感じるかもしれませんが、「鼻うがい」も自律神経を調整する効果があります（213ページ参照）。鼻の粘膜の中や上咽頭部には副交感神経が網の目状に通っているので、鼻内に刺激を与えると副交感神経が興奮します。

鼻うがいの直後には鼻汁が多く出ますが、これは副交感神経の働きで、そのあとにシーソーの原理で交感神経が興奮して鼻の通りがよくなります。

このように、交感神経なら交感神経を、副交感神経なら副交感神経を、それぞれ思いきり優位に働かせたあとにストンとゆるめると、シーソーの原理で一方に振りきれていたバランスがもとに戻ります。

重ねていいますが、**難聴、耳鳴り、めまいの背景には自律神経の機能低下があります。また、難聴、耳鳴り、めまいの特効薬はありません。**

そうしたことから、私は突発性難聴や前庭神経炎など特殊なケースをのぞいては、薬よりも、脳の疲れをとり自律神経のバランスを整えることが、耳の治療においては重要だと考え、患者さんにもそのようにお伝えしています。

何かしら耳の不調を感じている方は、すでに自律神経が乱れています。偏ったまま固まってしまった自律神経を解きほぐし、2つの自律神経の働きをよくする方法をご紹介しますので、できそうなもの、興味のあるものから取り組んでみてください。

●自律神経コントロール法1——運動

「ストレスでイライラしてきたら、リラックスできることをしよう」

このようにいわれます。

しかし、シーソーの原理からすると、**自律神経の偏りをリセットするもっとも簡単な方法は、運動をして交感神経を優位にする**ことです。というのは、副交感神経は、優位にしたあとに意図的にそれをゆるめるのは難しいですが、運動をして優位になった交感神経は、運動を終えて脱力することで、簡単にゆるめることができるからです。

＊筋プリ耳ねじり

運動の中でももっとも簡単に行えるのは、第1章でご紹介をした「筋プリ耳ねじり」（52ページ）です。

耳まわりはツボが集中していますが、実は、いくつもの筋膜と自律神経が絡んでいます。そのため、耳を引っぱったりねじったりすることで多くの自律神経が刺激され、耳や首まわりから上半身を中心に全身運動と同じような効果を得ることができます。

＊壁ヨガ

有酸素運動は、自律神経のバランスを整えるのに有効であることがよく知られています。有酸素運動には、運動と呼吸という自律神経を操作する2つの方法が含まれており、呼吸や発汗、血流などを通して、交感神経を活発にしながら副交感神経の働きも調節してくれます。

有酸素運動なら何でもいいのですが、私がおすすめするのは、ここまで繰り返しお話ししてきた「壁ヨガ」です。ヨガは有酸素運動と腹式呼吸法を同時に行うので、自律神経のバランスを整えるのに最適の運動といえます。

ヨガにもいろいろなポーズがありますが、その中でも第3章の「壁で腕立て伏せ」「壁で片足引きこみプランク」「壁で股関節と体側伸ばし」「太陽礼拝」は、いずれも脳トレ効果があるものです。つまり、末梢《まっしょう》の自律神経はもとより自律神経の中枢であるＣＡＮにも働きかけるので、とくに大きな効果を期待できます。

また、このあとの「呼吸」の項目でご紹介をする「壁でキャットアンドカウ」「壁で椅子のポーズ」は、自律神経を整えるとともに呼吸筋を鍛える効果があり、こちらもより大きな効果を期待できます。

そして、これらの壁ヨガを行ったら、最後は「しかばねのポーズ」または「寝たまんまヨガ」（１２０ページ）で締めてください。

どちらも、全身の力を抜き、ゆっくり呼吸をしながら休むことで、交感神経の緊張をゆるめ、副交感神経優位へと導きます。

＊石井式ウォーキング法

自律神経を整える有酸素運動としてもう1つおすすめしたいのは、第2章、第3章でもご紹介をしている「石井式ウォーキング法」です。

運動時のオン（緊張）とオフ（弛緩《しかん》）の差が大きいほど、交感神経と副交感神経がともによく活動するため、自律神経のトータルパワーを高めることができます。

自律神経のトータルパワーは、10代後半をピークに下降し、何もしないと30～40代で半分ぐらいの状態になってしまいます。高齢になると、さらに目減りしていいます。ですから、自律神経の不調を整え、健康な状態をキープするには、2つの自律神経を刺激して活発化させ、トータルパワーをできるだけ高めることが大切です。

その点、通常のインターバル歩行をより強化した石井式ウォーキング法は、運動時のオンとオフの差が大きくつき、短い時間でも偏った自律神経のバランスを解きほぐし、整えることができます。続けることで、自律神経のトータルパワーを高めていくことができます。

石井式ウォーキング法のやり方や注意点は76ページで詳しく説明しています。これを機に、ぜひ挑戦してみてください。習慣にできれば、70代からの全身の健康を維持するのに、大いに役立つはずです。

しかし、注意点が1つだけあります。それは、地球温暖化の影響を受け、初夏から初秋まで酷暑になっていて、ウォーキングで熱中症になる可能性が高くなっていることです。十分に水分をとって暑さ対策をしてください。雨や強風や寒風でも無理しないでください。

天候の変動がかなり大きくなっている現状では、空調の効いたジムや公民館などでのウォーキングマシンやエアロバイクが安全でおすすめします。

自宅に運動器機を購入すると、買ってから数週間以内に無駄な置き物になります。気の合う人たちと行くと「盆踊り効果」（178ページ参照）も期待できるので、みんなと一緒に運動しましょう！

●自律神経コントロール法2――呼吸

「呼吸は肺が行っている」という印象をお持ちの方も多いと思います。確かに、空気の交換は肺で行われています。しかし、肺は筋肉ではないため、自ら膨《ふく》らんだり縮んだりすることはできません。

肺は、「胸郭《きょうかく》」という肋骨《ろっこつ》と筋肉によって覆われた部屋に取り囲まれています。呼吸運動は、「呼吸筋」（肋間筋《ろっかんきん》と横隔膜《おうかくまく》）と「呼吸補助筋」（大胸筋《だいきょうきん》や胸鎖乳突筋《きょうさにゅうとつきん》、斜角筋《しゃかくきん》群など）の働きによって、胸郭が広がることで肺に空気が入り、胸郭がもとに戻ることで肺から空気が出ていくことによって行われています。

呼吸筋と呼吸補助筋によって胸郭を拡げる方法には、肋骨を引っぱって開いて広げるか、胸郭と腹腔とを仕切っている横隔膜（膜状の筋肉）を収縮させて下げるか、という2通りがあります。そして、前者の方法で行う呼吸を「胸式呼吸」、後者の方法で行う呼吸を「腹式呼吸」といいます。

赤ちゃんは自然に腹式呼吸をしています。腹式呼吸では、横隔膜を収縮して下へと動かすため、腹腔の内臓が押しさげられ、そのスペース分だけ肺に空気を取りこむことができます。空気は肺に出入りしていますが、横隔膜の上下運動が腹腔の内臓に圧を加えて前に押し出したり、引っこめたりするため、あたかもお腹で呼吸をしているように見えます。横隔膜に引っぱられることで肺は拡がりやすくなるため、それだけ肺活量が多くなり、空気をたくさん取りこめます。少ないエネルギーで効率のいい呼吸ができます。

また、横隔膜や腹腔には副交感神経がたくさん集まっているので、腹式呼吸をしていると副交感神経がよく働きます。さらに腹式呼吸によって胸郭を拡げてからゆっくり縮めると胸郭内の副交感神経が刺激されます。健康的な人はリラックスしているときに、自然に腹式呼吸になっています。

一方の胸式呼吸は、胸郭の拡張と収縮による呼吸で、メインエンジンである呼吸筋よりも、肩と首にある呼吸補助筋を多く使うため、息を吸ったり吐いたりがしっかりできず呼吸が浅くなります。主に肋間筋を使って胸郭を広げたり狭めたりするので、胸は斜《なな》め上方向に膨らみ、肩が上下します。

多くの女性の場合、腹式呼吸と胸式呼吸が混在しています。これを胸腹式呼吸といいます。これは病的な呼吸ではありません。

しかし、緊張を強《し》いられた状況になると浅く速い胸式呼吸だけになります。なぜかというと、極度な緊張により身体が硬くなり、一度に取り入れる酸素量が少ないため1分間の呼吸回数が多くなります。そのため、使う筋肉も数多くなり、必要以上のエネルギーを消費し、疲れやすくなります。

また、常に肩と首の筋肉を多く使っているため、肩こりや首こりにもなります。そのため「非効率的な呼吸パターン」と呼ばれることもありますし、ストレスや不安が強いときにはさらに肩の上下が強く出て、肩こりや首こりが常態化します。

この肩を上下する胸式呼吸を「肩呼吸」といいます（41ページ）。一般的に、天敵に出くわすとか仕事でトラブルに見舞われるなど、極度に緊張や不安状態に陥っているときに出る呼吸であり、交感神経が優位になる呼吸になります。

そのような状況でなくても、肩呼吸は、ストレス社会といわれる現代においては、一般の人でも陥《おちい》りやすい危険な呼吸です。実は、**難聴、耳鳴り、めまいを訴える人たちを見ていると、肩を上下に動かす肩呼吸になっている人が多い**のです。

それだけ、交感神経が緊張していて、自律神経のバランスが乱れているということでしょう。

重ねていいますが、呼吸は意識して行うことができます。次の項目で説明しますが、自律神経の働きを整えるには、「吸って・止めて・吐いて」と「止める」ことを意識した腹式呼吸、つまり「ヨガ的呼吸」が効果的です。無意識のうちに肩呼吸になっている方は、「ヨガ的呼吸」を行ってみてください。

腹式呼吸を自然に行えるようになれば、耳の不調も自然に改善していくはずです。

＊腹式呼吸が自然に身につく「ヨガ的呼吸法」

ヨガの呼吸法はいくつかありますが、基本的な呼吸法は第3章でお話しした「3・3・6呼吸法」と「3・6・9呼吸法」との2つです。最終目標は後者ですが、初心者の方は前者からはじめてください。やり方はこうです。

「3秒（鼻から）吸って、3秒止めて、6秒（鼻から）吐く」

ヨガの呼吸法は基本的に、鼻から吸って、鼻から吐く「鼻呼吸」で、息を吸うときにお腹を膨らませ、吐くときにお腹をへこませます。

重要なのは、息を「止める」ことです。これはサンスクリット語で「クンバカ」、英語で「ホールド」といいます。

息を吸って横隔膜が下がり胸郭が拡がることで副交感神経に刺激が伝わります。しかし、副交感神経のスイッチが入って優位に働くようになるには、そのまま息を止めて胸郭をしばらく拡げたままにしておく必要があります。先ほど、「腹式呼吸法をしていると副交感神経がよく働く」といいましたが、実際には「吸って・吐く」だけではダメなのです。

呼吸を止める時間が長ければ長いほど、そのあと、リラックス効果がよくあらわれることがわかっています。

ですから、「3・3・6呼吸法」に慣れてきたら、止める時間のより長い「3・6・9呼吸法」に挑戦してみてください。

「3秒（鼻から）吸って、6秒止めて、9秒（鼻から）吐く」というヨガの呼吸法です。便宜上、「吸って」からはじめていますが、「吐く」時間が長いことにも注目してください。

6秒止めたあと、さらに9秒使って息をしっかりと吐き切れば、自然と吸います。

これが腹式呼吸の極意《ごくい》です。呼吸は、まず「吐く」があって「吸う」がある。吐き出すから吸えるのです。

「3・6・9呼吸法」では、「吸って・止めて・吐く」というひと呼吸に18秒かかりますから、1分間にだいたい3呼吸ぐらいになります。慣れるまでは苦しく感じるかもしれませんが、自然に深い呼吸になります。

ヨガは約5000年前（諸説あります）に古代インドで生まれました。その当時から、呼吸は「息を止める」ことが大事だと気づいていたインドの人たちは本当にすごいと思います。現代医学にものっとった自律神経を整えることのできる呼吸法です。この息を止めるクンバカを取り入れたヨガの呼吸法は多くのリズムのパターンがあります。

さらに別なヨガ的呼吸法自体もたくさんの種類があります。興味のある方は、ヨガスタジオで習うとよいでしょう。

呼吸筋を鍛える2つのポーズ

日頃、肩呼吸になっている人は、本来の呼吸筋が衰えている可能性があります。自然に腹式呼吸ができるようになるには、呼吸をするための筋力が必要です。

ヨガは呼吸を意識して行うため、基本的にどのポーズでも呼吸筋が刺激されますが、ここでは、とくに呼吸筋を鍛える効果のあるポーズを2つ紹介します。

腹式呼吸が自然にできるようになると、疲れにくくなり、肩こりや首こりも軽減します。

＊壁でキャットアンドカウ（図21）

「キャットアンドカウ」は、呼吸と動きを連動しやすく、「ヨガ的呼吸を意識しながら動く」という感覚を得やすいヨガの基本のポーズです。さまざまなポーズのウォーミングアップとしてよく行われます。

背中を丸めた猫のようなポーズと、牛を彷彿《ほうふつ》とさせる背中を反らせるポーズがセットになっています。四つん這いで行うことが多いですが、ここでは壁ヨガの応用で、立位で行いましょう。

呼吸は「3・3・6呼吸法」とも「3・6・9呼吸法」ともまた異なり、単純に、「息を吐きながら、丸くなる」「吸いながら、反る」が基本です。

自律神経の働きとしては、キャットのポーズは副交感神経の機能を高め、カウ（牛）のポーズは交感神経の機能を高めます。これを、自分の気持ちのいいペースで交互に行うだけというシンプルなものですが、自律神経の安定化への効果は抜群です。

息を吐きながら背中を丸めていくので、背中側の肋骨と肋骨の間が拡がり、また、息を吸いながら反っていくので胸が開きます。それによって、背中と胸まわりのそれぞれの呼吸筋がほぐされ、呼吸が深まる効果もあります。

ゆっくり丁寧に行うことで、普段の浅い呼吸から深い呼吸へとスイッチできます。

さらに、背中や肩甲骨まわりを動かしてほぐすことで、背中全体の筋膜と筋肉の緊張を緩和させることができ、循環の改善や疲労回復の効果もあります。

① 壁ヨガの基本のポーズをとる（169ページ）、腕も膝も60度くらいに曲げた状態を維持する

② 息を吸って、吐きながら、尾骨、仙骨、腰椎《ようつい》、胸椎《きょうつい》、頸椎《けいつい》の順に背骨を丸めていく。このとき、下腹部を締めおへそのほうへ引きこむ意識を持つ

図21　キャットアンドカウ

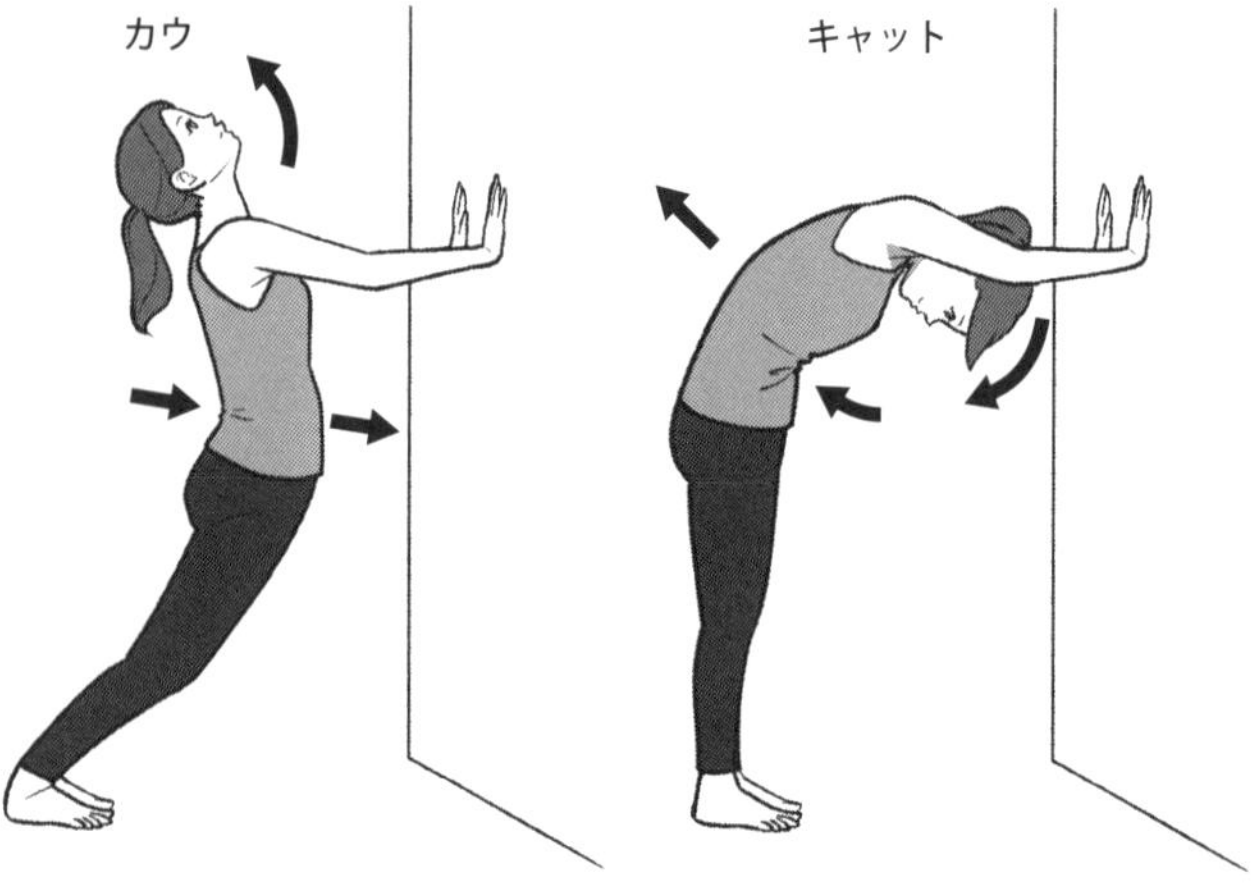

慣れてきたら両肘をついてやってもよいし、壁と足の距離を離してもよい

③ 息を吐き続けながら、おへそをのぞきこむように、肩甲骨《けんこうこつ》から首にかけてもしっかり丸めていく。頂点に達したら、下腹にグッと力が入っていることを意識しつつ、そのまま少しキープ

④ 今度は、息を吸いながら、尾骨・仙骨・腰椎・胸椎・頸椎の順に背骨を反《そ》らせていく。腰よりも胸の反りを意識して行うとよい。このときは尾骨を突き出すことを意識する

⑤ 反りきったら少しキープ

⑥ 息を吐きながら、①の状態に戻る

⑦ 一連の動きを1セットとし、5セット繰り返す

⑧ 慣れてきたら両肘《ひじ》をついてやってもよいし、壁と足の距離を離してもよい

＊壁で椅子のポーズ（図22）

これもヨガの基本のポーズの1つ。見えない椅子に座っているかのような体勢で行います。シンプルな割にハードで、腹部や心臓、横隔膜の活性効果や胸のストレッチなど、多方面から呼吸筋にアプローチします。

また、スクワットと同様に、背中から下半身にかけてのインナーマッスルを鍛えられ、体幹の強化に有効です。

背骨1つ1つを意識するようにして行うことでしなやかに背中が動き、自律神経を整える効果

もあります。

これは、「3・3・6呼吸法」もしくは「3・6・9呼吸法」のヨガ的呼吸法を意識しながら行ってみてください。息を止めるのがつらければ、その間は「吸って・吐いて」を繰り返して構いません。

① 壁から約10センチ離れた位置に壁を背にして立ち、足を骨盤の幅くらいに広げる。両手は身体の横に

② ①の状態から少しお尻を後ろに突き出して浅い「く」の字になり、お尻だけを壁につける

③ 息を吸って、吐きながら、「く」の字の姿勢をキープしたまま膝を曲げていく。このとき、膝が足先より前に出ないように気をつける

図22　椅子のポーズ

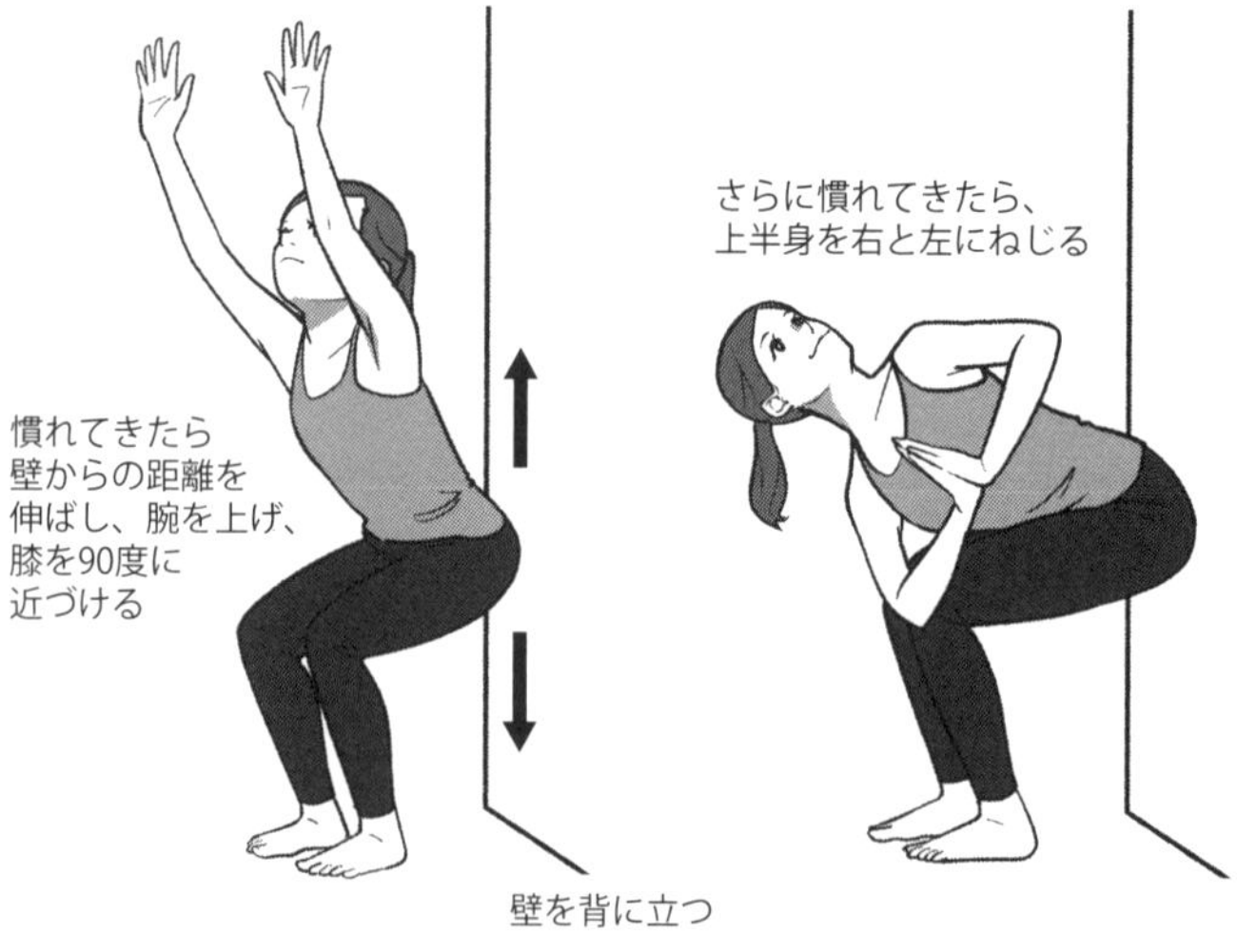
慣れてきたら
壁からの距離を
伸ばし、腕を上げ、
膝を90度に
近づける
さらに慣れてきたら、
上半身を右と左にねじる
壁を背に立つ

④肩の力を抜き、両手を頭上に上げる。目線は両手の指先に。息を止めてポーズをキープ
⑤息を吸いながら両足をまっすぐに伸ばし、腕は身体の横におろして②の状態に戻る
⑥②〜⑥の一連の動きを1セットとし、5セット繰り返す
⑦慣れてきたら、両腕を床と平行になるように上げる
⑧さらに慣れてきたら、壁から約20センチ離れて、両腕を斜め上45度まで上げる
⑨膝に問題がなければ、膝を90度に近づけ、太ももが床と平行になることを目標にする
⑩さらに慣れてきたら**図22**のように上半身を息を吐きながら左右にねじる

●自律神経コントロール法3——食事【耳を守る食生活の新情報：その4】

近年の研究によって、食べることでも自律神経を整えられることがわかってきました。

＊しょうが、唐辛子、ミントなどハーブが自律神経のスイッチをオンにする

唐辛子を食べると「辛い」だけでなく、「熱い」「痛い」と感じ、汗が出ます。発汗は交感神経の働きなので、唐辛子を食べると交感神経がオンになるということです。

その仕組みのカギとなるのが、私たちの身体に備わっている「温度の受容体」の1つであるTRP（トリップ）チャネル（**図23**）。その存在を突き止めた研究者が2021年ノーベル医学・生理学賞を受賞したことで、注目を集めています。

ＴＲＰチャネルは、五感とは別の、温度や特定の化学刺激や物理刺激などを感じとるセンサーです。

ＴＲＰチャネルのうち温度を感知するものにはいくつか種類があり、それぞれ反応する温度帯が異なっていることがわかってきました。おもしろいのは、それらのＴＲＰチャネルが、それぞれ特定の化学物質にも反応することです。

たとえば、熱さに反応する感覚センサーのうちＴＲＰＶ１は、43度以上の熱刺激によって活性化されますが、唐辛子に含まれるカプサイシンや、しょうがに含まれるジンゲロール、ショウガオールなどの辛味成分にも反応します。

そのため、唐辛子のたっぷり入った激辛料理を食べて舌の細胞のＴＲＰＶ１が反応

図23　ＴＲＰチャネル

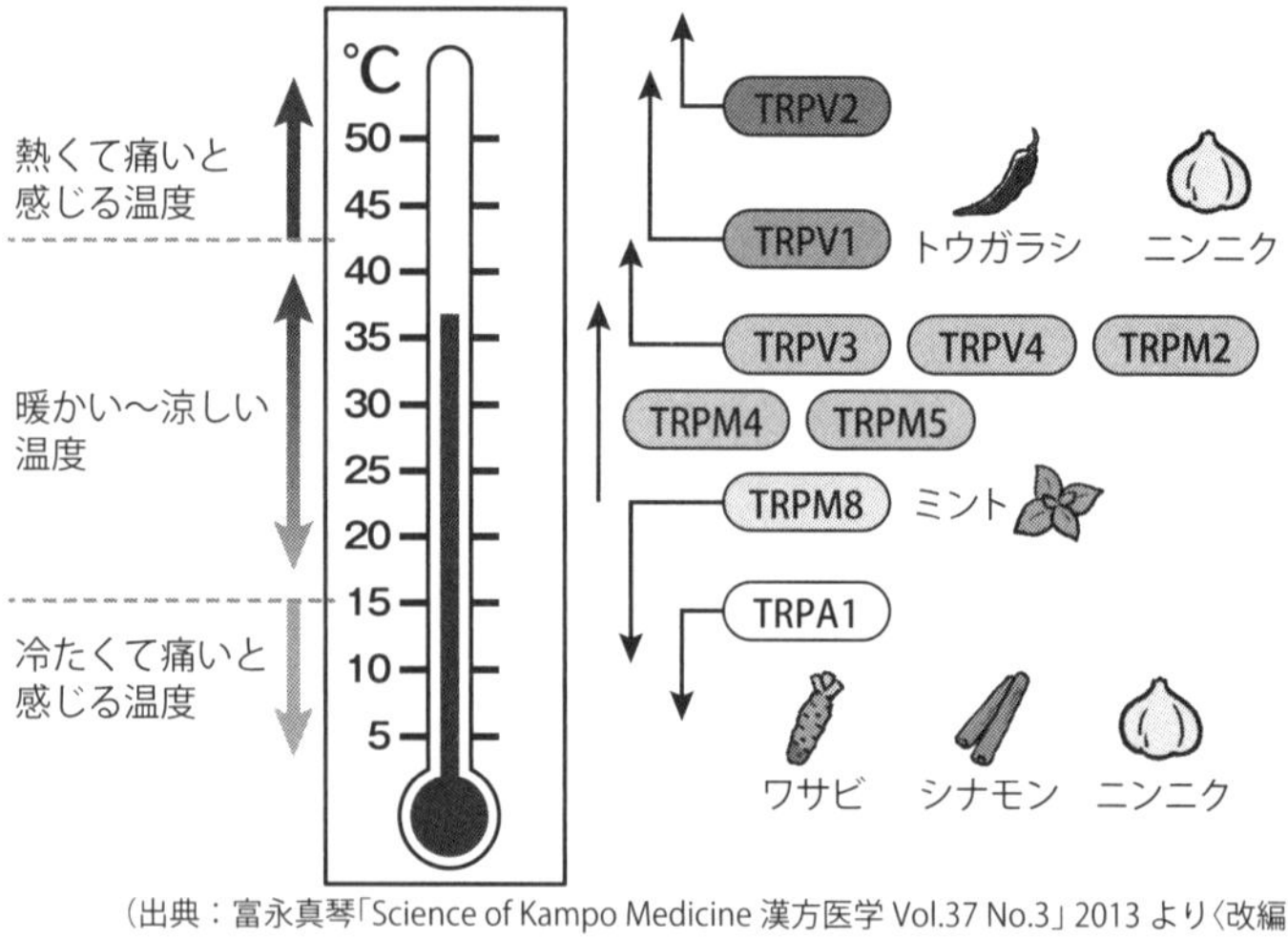

（出典：富永真琴「Science of Kampo Medicine 漢方医学 Vol.37 No.3」2013 より〈改編〉）

すると、脳は「辛い」とともに「熱い」という情報も受けとり、体温を下げようと交感神経のスイッチをオンにするため、大量の汗をかくのです。ちなみに、「熱い」のあとに「痛い」と感じるのは、43度以上の熱さは生体にとって危険だと警告するためです。

またミントを食べると冷たく感じて鼻がスースーします。これはTRPM8という8～28度の温度に反応するTRPチャネルが、ミントの清涼成分メントールによっても活性化するからです。ミントを食べて口や鼻の奥の細胞のTRPM8が反応すると、情報を受けとった脳は体温が下がってもいないのに「涼しい」「冷たい」と感じ、今度は体温が下がらないように交感神経のスイッチをオンにしてエネルギー産生を促します。

たとえば、ハッカ湯を飲むと、はじめは交感神経によって血管が収縮して血流が減ることでクールダウンしますが、次第に身体が温まってくるのは、そのためです。また、口や鼻がスースーするのは、鼻腔に分布している交感神経の働きによって、鼻粘膜が収縮して鼻の通りをよくし、鼻水などの分泌が抑えられるためです。

ほかにも、ワサビやコショウ、ニンニク、みょうが、シナモンなどハーブにはTRPチャネルを介して交感神経のスイッチをオンにするものが数多くあります。

調味料や薬味としてハーブ類を毎日の食事に上手に取り入れることも、自律神経を元気にするのに役立ちます。

＊「イミダゾールジペプチド」は脳疲労を回復し自律神経を整える究極の抗疲労物質

「難聴、耳鳴り、めまい」の背景にある脳疲労の要因の1つは「身体の疲れ」です。

身体の疲れというと、スポーツや肉体労働のあとに起こるというイメージが強いと思いますが、デスクワークによる眼精疲労なども肉体的な疲労の1つです。

以前は、肉体的な疲労の原因物質は、運動によって発生する「乳酸」だと考えられていました。しかし、現在では間違いだとされています。

近年の研究によって、疲労を起こすのは、運動時に発生する活性酸素による酸化ストレスによって、脳内の神経細胞が変調をきたすからだと考えられています。

メカニズムはこうです。

自律神経の中枢であるCANは、自律神経系を介して身体の器官や組織の調節を行い、絶えず生命維持のための身体機能を一定に保つよう働いています。運動時には、運動強度や体調に応じて呼吸や心拍、体温などの機能の調節を行い、身体へかかる負荷に応じた生体機能のコントロールを行うよう働き続けています。

たとえば、ウォーキングで同じ距離を歩くにも、春先と真夏の炎天下では疲労度は異なります。運動量は同じなのに疲労感が異なるのは、体温を調節する自律神経にかかる負担の違いからです。

つまり、運動時には、筋肉だけでなく自律神経やその中枢であるCANも消耗しています。

神経細胞にしろ筋肉細胞にしろ、細胞が活動するにはエネルギーが必要です。私たちは呼吸によって体内に酸素を取り入れ、その酸素を利用して、食事によって摂取した栄養素からエネルギーをつくり出しています。

その際、消費しきれず体内に残った酸素は、高い酸化力を持つ「活性酸素」になります。活性酸素は細胞をサビつかせるなどダメージを与えます。そうして、体内で活性酸素が発生すると、細胞を守るため活性酸素を分解して体内から除去する抗酸化酵素が働くようになっています。

しかし、極端に激しい運動や徹夜で作業したときなど、通常の生活よりも肉体や精神的な活動が増えると、ＣＡＮも通常よりも過剰に働きます。その過剰なエネルギーを産生するため、大量の酸素を必要としますが、酸素消費量が増加すると活性酸素の量も一気に増加します。すると、細胞を守るシステムの許容範囲を超えてしまいます。

そうしてあふれ出した活性酸素が、ＣＡＮを構成する神経細胞に不調をきたし、疲労感が生まれるというわけです。

脳疲労の原因となる活性酸素の除去に効果的なのが、抗酸化作用を持つ成分を摂取することです。残念ながら、抗酸化作用のあるビタミンCやビタミンEは、脳内のＣＡＮに到達する前に、ほかの部位の細胞の酸化を防ぐために多くが使われてしまいます。

ですから、同じ抗酸化力があっても、脳内で働くことのできる成分であることが重要です。

それが**鶏の胸肉やマグロ、カツオ、サケなどの回遊魚に多く含まれる「イミダゾールジペプチ**

ド」です。**活性酸素からＣＡＮへのダメージを抑制する効果が認められており、「究極の抗疲労物質」と呼ばれる成分**です。

イミダゾールジペプチドが脳疲労に有効なのは、βアラニンとヒスチジンという２つのアミノ酸が結合してできているからです。イミダゾールジペプチドを食べものなどによって口から摂取すると、消化管で吸収されたあとにこの結合が分解され、２つの単体のアミノ酸になります。これらは血中を移動して血液脳関門を通過することができます。そして、ＣＡＮに到達したのちに、再度結合してイミダゾールジペプチドの形となるため、神経細胞での抗酸化作用を発揮することができるのです。

現在では、イミダゾールジペプチドの経口摂取による有効性のエビデンスが多岐《たき》にわたって発表されています。とくに、疲労の軽減、持久力の向上、酸化ストレスの軽減など、疲労回復や運動機能に関連した効果が数多く示されています。

日頃から疲労感を自覚している健常な成人を対象に行った研究では、１日２００ミリグラムのイミダゾールジペプチドをとることで疲労感が軽減することがわかっています。

鶏の胸肉１００グラムには１２００ミリグラム、マグロ１００グラムには８００ミリグラムのイミダゾールジペプチドが含まれています、つまり、１日にどちらかを１００グラム食べるだけで必要量を大きく上回ります。

また、同じく回遊魚のサケにも多くのイミダゾールジペプチドが含まれていることがわかってきました。サケの場合は、缶詰の身はもともより汁にも大量のイミダゾールジペプチドが含まれているので、サケとともに汁も使う料理を工夫してみてください。

自律神経コントロール法4――鼻うがいなどの方法

＊副交感神経を優位にする「鼻うがい」

「鼻うがい」は、鼻洗浄ともいわれ、洗浄器具を使って生理食塩水を鼻腔から入れて口や鼻から出し、鼻腔内を洗浄する鼻のセルフケア法の1つです。鼻の中を洗い流すことで、鼻をかんでも出てきにくい粘り気のある鼻水や花粉・ハウスダストなどのアレルギー物質、雑菌、ウイルスなどを取り除くことができるので、風邪やアレルギー性鼻炎などの予防対策になります。

さて、鼻は複雑な神経制御を受けていて、交感神経と副交感神経の両方が分布しています。交感神経が鼻水の分泌抑制や血管の収縮を、副交感神経が鼻水の分泌亢進《こうしん》と血管拡張による鼻閉《びへい》をつかさどっています。交感神経が優位になると鼻が通りやすく、副交感神経が優位になると鼻水が増え、鼻が通りにくくなります。

鼻うがいのノズルの先から洗浄液が届くあたりの鼻の中の粘膜と上咽頭部《じょういんとうぶ》の粘膜には、副交感神経が網の目状に分布しています。鼻うがいでここを刺激すると、副交感神経が興奮します。すると、いったん鼻水がたくさん出ますが、その後、シーソーの原理で交感神経が興奮して鼻の通りがよくなりスッキリします。

鼻うがいは花粉症などの予防や対策になると同時に、自律神経のバランスを調整するのにも有効です。

［鼻うがいのやり方と注意点］

鼻うがい専用の器具が市販されています。洗浄液は、生理食塩水（塩分濃度０・９％）を使います。１リットルの水に９グラムの食塩を溶かしてつくることもできますが、放置すると数日で雑菌が増殖するので、薬局でボトル入りの生理食塩水を購入することをおすすめします。また、そのままでは冷たくて刺激が強いことがあるので、37度程度に温めて使うとよいでしょう。

準備が面倒という方には、洗浄器と生理食塩水を簡単につくれる洗浄剤がセットになったもの（たとえば、サイナス・リンス）も市販されています。温度調整が簡単にできるキット（たとえば、ハナクリーンS）もあります。はじめての方でも気軽に試すことができます。

洗浄をするときは、上を向いて行うと洗浄液が耳に入ってしまう可能性があるので、必ず前かがみで行ってください。また、洗浄液は流しこんだ鼻の穴から出しても構いませんが、必ず「あー」もしくは「えー」といいながら洗浄してください。

これをしないで洗浄液を飲みこむと耳管に入って中耳炎《ちゅうじえん》を起こすことがあるので注意してください。

① あらかじめ、鼻うがいの器具と洗浄液を準備しておく
② 少し下を向き、必ず「あー」、もしくは「えー」と声を出しながら、ゆっくり洗浄液を鼻に注入し、流しこんだ洗浄液を反対の鼻の穴や口や入れている側から出す
③ 洗浄後は鼻を片方ずつやさしくかむ

＊自律神経の働きをリセットする「鍼灸」

第2章の耳鳴りの対策としてお話をした「鍼灸」（93ページ）も、自律神経のバランスを整えるのに有効です。

鍼灸のツボは、最新の研究により自律神経、とくに交感神経の分布とほぼ一致していることがわかりました。鍼で微細な圧をかけ交感神経とそれに関連する知覚神経を刺激することで交感神経が興奮し、筋肉内の血流がよくなり、さらにシーソーの原理で自律神経のバランスが整います。

また、先ほどもふれましたが、交感神経の通り道である背骨に沿って指圧をしたり、ローラーを使ってマッサージをしたりすることも、自律神経のバランスを整え筋膜をゆるめるのに有効です。

ストレスマネジメント

●ストレスを軽減・解消するために

運動などで自律神経のバランスを整えても、自律神経の乱れの引き金となっているストレスを放置したままでは、イタチごっこになってしまいます。

とはいえ、生きている限り、ストレスをなくすことは難しいです。避けることのできないストレスによる悪影響をできる限り減らすには、ストレスと上手につきあいながら、適切に対処していくしかありません。

図24のように、ストレスがあっても、脳がその影響を受けてCANが興奮し、さまざまなストレス反応が起こる（自律神経失調症の状態になる）前に、ストレスを軽減・解消する。そうすれば、ストレスと自律神経の悪循環を断ちきることができます。

耳の健康を守っていくためには、自律神経をコントロールする方法を習得すると同時に、ストレスをコントロールする方法を身につけること、つまり「ストレスマネジメント」力を鍛えることが重要です。

●私がストレスに注目し治療方針を変えたわけ

　私は、耳鳴りやめまいを訴える患者さんに対しても薬をなるべく使わず、自律神経に悪影響を与えているストレスの原因を探っていただき、運動や食事、生活習慣の改善などによって患者さん自らにストレスコントロールをしていただくことを優先しています。

　私が治療方針を変えたのは、私自身の体験によるところも大いにあります。

　いまから20年以上も前です。私は病院の耳鼻咽喉科で多忙を極《きわ》めていました。過労や寝不足が続き、そこに事故により、突然、両腕の神経麻痺《まひ》で、両腕が動かなくなってしまいました。

　まったく腕が上がらず、ドアノブを回す

図24　ストレスと自律神経の悪循環を断ちきる

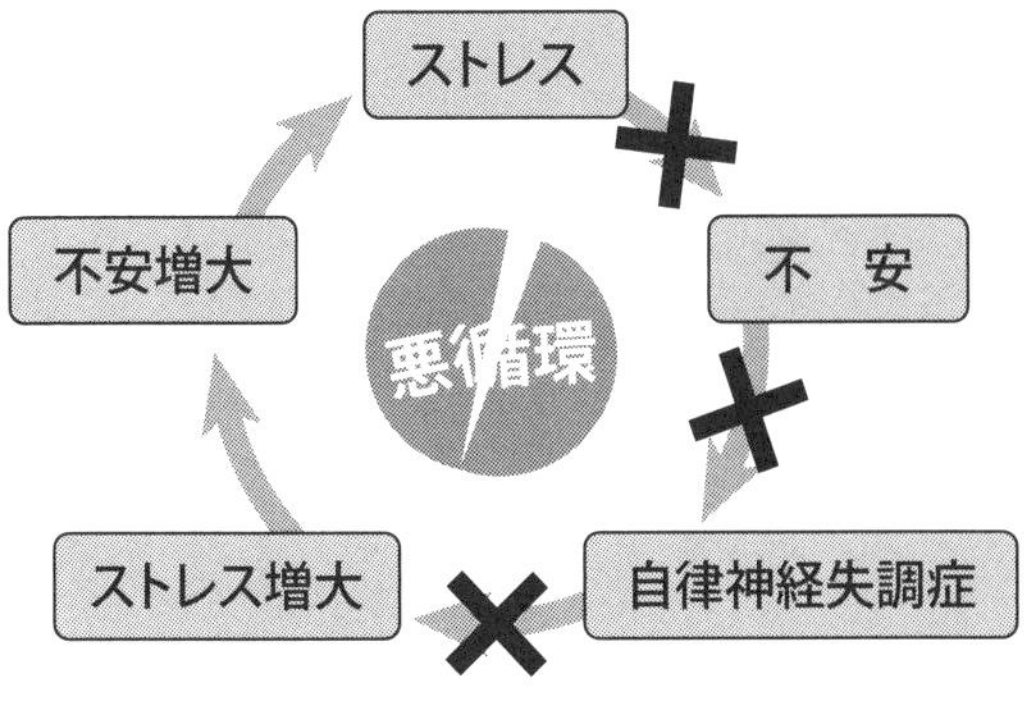

ストレス、不安、自律神経失調症の
流れを断ちきることで悪循環を防げる

ことも、箸《はし》をうまく使うこともできない。そのような状況でも、両腕をギプスで固定すると、指先と肘は少し動くので、なんとか仕事を続けていました。

いま思うと、思いきって休み、徹底的に治療に専念すればよかったのです。しかし、すぐによくなるといわれていたこともあり、毎日リハビリの通電療法を受けながら、そのまま働き続けました。

3カ月ほど経った頃です。ギプスを外してみると、ずっと腕を使わなかったために筋肉がすっかり落ちてやせ細り、まさに骨と皮だけになっていました。

大慌てで著名な整形外科のドクターに診てもらったところ、「これはダメだ。神経が死んでいる。もう医者はできないよ」といわれてしまいました。私はたいへんな精神的ショックを受けました。

恩師に相談をすると、リハビリが充実して精神的なケアも優秀な病院を紹介してくれたので、緊急入院することになりました。それでも、通常のリハビリでは変化はありませんでした。そんなときリハビリ担当の先生からヨガをすすめられたのです。

正直、当時の私は「ヨガなんか効くわけない」と思っていました。でも、そうかといって、ほかにもうやれることがなかったので、半信半疑ながらいやいやトライすることに。

すると、ある日、ヨガが終わり、病室に戻り、ギプスを外した直後です。左手だけが「ピクン」と動いたのです。

神経が死んでいるといわれ、ほとんど諦《あきら》めていた腕が動いた！

私はしばらく一人で号泣していました。

それからはヨガによるリハビリに積極的に取り組みました。そして、発症からおよそ9ヵ月、ヨガをはじめてからは半年にも満たないうちに、両腕の機能が完全回復したのです。しかも、心身ともにとても元気になったのです。

後日談ですが、スポーツ医学で有名な教授にこの経緯をお伝えしたところ、ヨガによる麻痺への効果は偶然ではないとおっしゃられました。ヨガの先生が、相手（私）の身体の反応を見ながら脳の適切な部位へと働きかけるヨガをし続けたから動いたのであり、私にとってヨガは四肢《しし》を動かすための機能を回復させる絶好のリハビリだということでした。

この体験以降、私は自分でもヨガの実践、研究をはじめました。そして、ヨガが何らかの治療に応用できるのではないかと考えたのです。

難聴、耳鳴り、めまいは、ストレス過多から自律神経のバランスが崩れ脳も疲れた結果、症状が憎悪《ぞうお》することがわかっているからです。ならば、耳の不調を改善するには、まずストレスを解消することが大切。さまざまな研究によってヨガにはリラックス効果があることがわかっていますし、脳を疲れにくくすることができることを私自身も実感しています。

ヨガによるストレス緩和が治療に有効だという確信が生まれました。

「難聴、耳鳴り、めまい」はとてもつらいもので、特効薬もありません。しかし、ストレスの原因に気づき、ストレスをうまくマネジメントして自律神経の働きをよくすれば、症状は必ずやわらぎます。

さて、ストレスマネジメントにはさまざまな方法がありますが、それらを集約すると、**ストレスに気づくこと、ストレスを手放すこと、呼吸を整えることの3つ**になります。つまり「気づき」「手放す」「呼吸」が、ストレスマネジメントの3大技法といえます。

自分に合ったストレスマネジメント法を見つけ、ストレスとともに上手に生きていく術を身につけてください。

●ストレスマネジメント技法1——気づきを鋭くする

そもそもストレスに気づいていなくては、ストレスに対処することはできません。ストレスに早く気づけば気づくほど、それだけ早くストレス対策を立てられ、ストレスによる悪影響を受けずにすみます。

＊自分の心の回復力を知り、ストレスに敏感になる

まず、「ストレス」を考えるにあたっては、「ストレス耐性」の視点が重要です。

たとえば、同じ環境下でも、ストレスを強く感じる人とあまり感じない人、ストレスを乗り越

えられる人と乗り越えられない人がいます。

その違いのことを、以前は「ストレスに強い・弱い」と表現していましたが、近年では「ストレス耐性（レジリエンス）が高い・低い」と表現するようになってきました。

「ストレス耐性（レジリエンス）」とは、ストレスとなる出来事（ストレッサー）に対しての抵抗力や適応力のこと、つまり「ストレスに耐え、それをはね返す力」のこと。ストレスがのしかかって心がへこんだときに、心の状態をもとに戻し、ストレスに対して「うまく適応できる能力」のことをいいます。

ストレス耐性を決める要素には、ストレスをどのくらい受け入れられるか（容量）や、ストレスに気づいても割りきって気にしない（回避）など、いろいろあります。どのような要素をどの程度備えているかは人それぞれですし、同じ人でも心身の状態によって変わってきます。

ストレスをはね返す力の弱い人は、ストレスの影響を脳が受けやすく、CANが興奮して自律神経が乱れがちです。

いまの自分にはどのくらいストレスをはね返す力があるのか、チェックしてみましょう。

＊ストレスをはね返す力のチェック（図25）

あなたはストレスをはね返す力がどのくらいありますか？

いまの自分がストレスに対して、どのくらい耐えられる状態であるかを知っておくことは大切

図25　ストレスをはね返す力のチェック

各項目で当てはまるレベルを選び、すべての点数を合計します

	項目	滅多にない	たまに	しばしば	いつも
1	とても冷静な判断をする	1	2	3	4
2	とても明朗である	1	2	3	4
3	自分を表現するほうである	1	2	3	4
4	とても楽しい	1	2	3	4
5	人の顔色がとても気になる	4	3	2	1
6	とても前向き	1	2	3	4
7	他人をうらやましがる	4	3	2	1
8	動くことが好き	1	2	3	4
9	人をとがめる	4	3	2	1
10	人の長所を見る	1	2	3	4
11	融通がきく	1	2	3	4
12	手紙の返事をすぐ書く	1	2	3	4
13	のんき	1	2	3	4
14	事実を確かめる	1	2	3	4
15	配慮する	1	2	3	4
16	感謝できる	1	2	3	4
17	友人が多い	1	2	3	4
18	家庭内不和	4	3	2	1
19	仕事がきつい	4	3	2	1
20	たくさん趣味がある	1	2	3	4
合計					

判定

（桂載作〈改〉1988年）

20～39点：ストレスをはね返す力が少ない

40～49点：グレーゾーン　**50点以上**：ストレスをはね返す力がある

です。

第1章でもいいましたが、「ストレスがない」とか「ストレスに強い」と思っている人は、ストレスに気づいていないだけです。したがって、「ストレスに強い人」＝「ストレス耐性が高い人」というわけでは決してありません。そこを勘違いしていると、ストレスを知らず知らずに受け続けることになってしまいます。

そういう人は、過剰適応によってストレスに対する感度が鈍くなっているため、ストレスを受け入れられる容量はすでにいっぱいで、ストレス耐性が限界まで低くなっている可能性がありま す。

また、難聴、耳鳴り、めまいといった耳の不調のあらわれている人は、やはりストレス耐性が低くなっている可能性が高いといえます。

思い当たる方は、4つのストレスサイン「ベートーベンのしわサイン」「刑事コロンボ現象」「デモダメ・ゲーム」「肩のため息」（38〜42ページ）が出ていないかを確認してください。

そうして、ストレス状態にあることがわかったなら、自分の心と向きあい、何にストレスを感じているかをよく考えてください。ストレスの原因が曖昧なままでは、適切な対処はできませ ん。

自分のストレス耐性を意識することで、ストレスに対する気づきは鋭くなります。それが、ストレスマネジメントの第一歩になります。

ストレスに対する気づきが鋭くなり、その都度、ストレスに対処していけば、ストレスをはね返す力もしだいに高まっていきます。

＊「タイプA行動パターン」の人は要注意

性格や行動パターンによっても、ストレスを受けやすいタイプか、それとも受けにくいタイプかがわかります。

ストレスを受けやすいのは「タイプA行動パターン」の人たちです。

これは血液型ではありません。性格が律儀で、生真面目で、完璧主義で、何ごとも人任せにできず自分で仕切ってしまうような人です。せっかちで、いつもいら立ち気味であることもその特徴です。

日本人には仕事熱心な人が多く、そのような方の中には、タイプA行動パターンの人が多くいると考えられています。

そして、このタイプの人は無意識のうちに自らストレスの多い生活を選んでおり、ストレスに対しての自覚が乏《とぼ》しく、身体の疲れや痛みに気づきにくい傾向があります。ときには、同じ職場環境にいても他の人に比べて強いストレス反応を起こしやすいこともわかっています。つまり、本当はストレスの許容量はいっぱいで、ストレス耐性は低くなっているのに、それに気づかずさらにストレスをためこむようなことをしてしまうのです。

日本人におけるタイプA行動パターンは、うつ病と結びつきやすい傾向が指摘されており、注意が必要です。

たとえば、「タイプA行動パターン」の人には、オーバーワークをものともせず真面目に一生懸命働き続けることで、基本的なワークライフバランスを維持できていない場合も少なくありません。

日々、患者さんに接していると、こうしたタイプの人によく出会います。真面目で余裕のない人は、耳鳴りやめまいなどに陥りやすく、また重症化しやすいという傾向があります。

しかし、問題は性格そのものではなく、ストレスを受けやすいという面です。性格を変えなければならないということではなく、ストレスをつくり出すような思考や、それをためこんでしまうような行動をしていることに気づくこと。それが重要です。

性格は変えられなくても、考え方や行動は変えられます。ちょっとした遊び心がある人は、ストレスの解放もうまくできるという研究報告もあります。自分の思考や行動のパターンをコントロールすることで、ストレスを軽減することができれば、気持ちが軽くなり、耳の不調や心身の状態もよくなっていくはずです。

●ストレスマネジメント技法2――ストレスに気づいても、ストレスを手放す

「ストレスを手放す」とは、ストレスに気づいても、

・スルーする

・「ピンチをチャンス」と考えるなど、出来事の捉え方を変える

・遊び心で違うことをして気持ちを切り替える

などのように、ストレスにとらわれない対応のことを指します。意識してストレスを手放すよう心がけることは、心理的な負担を軽減することにつながります。

ストレスを手放す方法はいろいろありますが、ここでは代表的なものを紹介します。

＊「ヨガ」が「幸せホルモン」を増やす

ストレスを手放すのにもっとも即効性があるのは、有酸素運動です。

そもそも、運動にはネガティブな気分を発散させ、心と身体をリラックスさせて自律神経の安定化や睡眠リズムを整える作用のあることが認められています。

また、運動には、気分の落ちこみや自尊心の低下を良好にする効果があり、メンタルヘルスの改善につながるといわれております。実際に、精神疾患《しっかん》の治療においても、運動療法が導入されています。最近の研究では、呼吸を意識した運動が抗うつ薬と同じくらい治療効果のあることがわかってきたそうです。

つまり、運動の中でも、とくに有酸素運動はストレス緩和作用が大きいとされます。呼吸をしながら行うため、運動後には副交感神経の働きも向上します。さらに、有酸素運動の中でも、ウォーキングなど一定のリズムを繰り返す運動を3日間以上継続して行うと、身体はストレス・疲労の解消に大きな効果を発揮します。

意識して行う呼吸法もリズム運動の1つです。したがって、呼吸法を取り入れているヨガは、自律神経の安定化に優れているといえます。幸せホルモン（セロトニン）を増やすという報告もあります。前のほうでご紹介した呼吸筋を鍛える「壁でキャットアンドカウ」「壁で椅子のポーズ」は、とくにおすすめです。

また、ストレス解消目的の運動では「楽しい」「気持ちがいい」と感じることが大切。気分の乗らないときや疲れているときは、リラックス効果をもたらす「しかばねのポーズ」「寝たまんまヨガ」が効果を発揮します。

運動でストレスを発散するには、あくまで「気持ちいい」をキープしつつ、「ながら」ではなく、時間を確保して集中して行うのが効果的です。また、ストレスを感じたときに行うのでも効果はありますが、継続して行うことで、ストレス耐性の高い心身をつくることができます。

運動に集中して自分の身体と心に向きあう時間を1日に5分だけでもつくって、こまめにストレスを解消すれば、日々の生活はより快適になるはずです。

＊石井式ウォーキング法

「いつも壁を相手にヨガをしていると飽きてしまう」

そのように感じるときは、「石井式ウォーキング法」をやってみてください。

空間を移動する運動も、ストレス解消に効果的とされています。屋外を移動することで、見える景色が次々と変わったり、いろいろな人とすれ違ったりというように、新鮮な刺激を受けたり快感を体感したりすることが、ストレスで疲れた心にときめきを与え、再び元気にさせてくれます。

ストレス解消のための運動は、軽く汗ばむ程度に身体が温まり、「ああ、スッキリした」と思えるぐらいが適当です。また、過度な運動は逆効果になるので、まずは15～20分程度を目安にするとよいといわれます。

石井式ウォーキング法は1セット5分なので、3～4セットぐらい行うとちょうどよいでしょう。

もし、身近にジムやスタジオや公民館など空調が効く施設があれば、ヨガやウォーキングマシンやエアロバイク、あるいは自分の好きな有酸素運動を取り入れてみてもよいでしょう。

＊ジャマイカ思考

第1章で、『先取りの不安』と『ねば・べき思考』は、ストレスや問題を増大させる考え方なので気をつけましょう」といいました。

そういう思考に陥らないためには、何か問題が生じたときに、落ちこんだり悲しんだりするのではなく、**「まあ、いいか」「仕方がない」「そういうこともある」**と、とりあえず現状だけ受け入れて、いったんそれを放置することです。「どうしよう」とすぐに考えるのではなく、そのままそこに置いておくのです。ある意味、手放すのです！

そうすることで、思考が悪い流れになるのを断ちきることができます。

自分にとってつらいことや困難なことがあったときに、負の感情に支配されてしまうと、ストレスをより大きく感じやすくなります。

「まあ、いいか」と思うことは、そうならないよう、ストレスを一旦手放し、思考を断ちきるきっかけとなります。マインドフルネス瞑想（２４５ページ）にもつながる思考法です。

この「じゃあ、まあ、いいか」──→「じゃ、まいっか！」──→「ジャマイカ思考」です。

思考がフラットになると、冷静に現状と向きあう余裕ができてきます。過去の経験などを思い出して、「なんとかなる」「自分ならできる」という楽観的で前向きな考えも生まれてくるかもしれません。

一般的にストレス耐性の高い人は、前向きで楽観的で自己肯定感の高い人が多いとされます。「ジャマイカ思考」は、ストレス耐性を高めるのに役立つはずです。

＊利害関係のない人に相談する

世の中には、自分ひとりの力だけでは解決できないこともあります。そういうときは、他人の力を借りることも大切です。誰かに悩みや不安を相談するのです。

相談したからといって、必ずしも解決策が見つかるとは限りません。相談をしない人の多くは、そう考えて諦めるようです。

しかし、同じ出来事も、人によって見る角度が違ったりします。悩みや不安の原因（ストレッサー）を取り除くことはできなくても、そうした自分にはない考えを聞くことで、その出来事から受けとるもの、つまり不安や苦しみ、つらさといったもの（ストレス反応）を軽減したり、取り除いたりすることはできるかもしれません。

「相談」の目的は、問題の原因を除去することだけではありません。不安や苦しみといった負の感情を取り除いたり、共感してもらったりできます。相談によって解決できる問題です。

「人に話すと気が楽になる」といいますが、相談の真の目的は、まさにストレスマネジメントといえます。

相談するときは、次の点に注意してください。

相談相手には、利害関係のない第三者を選ぶこと。

利害関係のある人に相談をすると、本来とるべき解決策とは違うことをアドバイスされる可能性があります。相談を受けた相手は、自分にとってマイナスになるような結果は避けたがるからです。また、告げ口されたり、裏切られたりなどということも起こりかねません。

配偶者やパートナーがいちばん信頼できるのですが、相談内容によっては利害が生じることもあるので微妙です。たとえば、夫から「仕事をやめたい」と相談されると、妻は収入のことなどを考えてしまい、純粋に夫のことだけを思って相談にのることができないかもしれません。

ですから、配偶者やパートナーとは、日頃から些細《ささい》なことでも気軽に相談できる関係を築いておくことが大切です。コミュニケーションがうまくとれていれば、お互いに相手の反応を見つつ、それぞれの思いを伝えあって、一緒によい解決策を模索することがきっとできるでしょう。

こうしたことを踏まえると、私は相談相手に選ぶのなら、親友がいちばんいいのではないかと思います。知人程度の友だち10人に相談するより、本音で話せる1人の親友に相談するほうが、信頼のおける分、気持ちは楽になるはずです。

「親友であっても言いづらい」という人は、都道府県や市町村など各自治体の悩み相談窓口や、電話で相談できる窓口など、公的支援を利用するのもいいと思います。客観的な立場で専門的なアドバイスをしてくれるカウンセリングやコーチングのプロに相談するという方法もあります。

問題が深刻な場合には、友人や知人などから評判のいい弁護士に相談することもよい方法です。「弁護士は依頼人の味方」だからです。純粋に事務的に処理をしてくれるため、精神的なストレスはかなり軽減することがあります。相談の前には、期限や相談料はしっかりと確認しましょう。

＊生活習慣を整え、心地よく眠る

ストレス解消には睡眠も重要です。

ところが、厚生労働省の報告によると、日本人の5人に1人が「睡眠障害」を持っているとされます。睡眠障害とは、「夜なかなか寝つけない」「途中で何度も目が覚める」「寝足りない」など、睡眠に何らかの問題のある状態のことです。

睡眠が障害されると、集中力の低下など日中の活動へ支障をきたし、心身の健康に影響します。また、生活習慣病やうつ病のリスクも高くなることがあります。

さらに、最近になって、**不眠はアルツハイマー型認知症のリスクを高める要因**であることが明らかになってきました。

しかし、高齢者には睡眠障害が見られる人が少なくありません。これは、「睡眠ホルモン」と呼ばれる「メラトニン」の生産量が加齢とともに減少することが要因と考えられています。

そのため、中高年になってくると、男女を問わず、眠りが浅くなって途中で何度も目が覚め、朝までぐっすり眠れることが少なくなってきます。睡眠時間自体も短くなって、若い頃のように長くは眠れなくなってしまうのです。

長く眠れないのなら、睡眠の質を上げることです。それには、生活習慣を整えること、また睡眠環境を整えることが大切です。

いちばん重要なのは、「朝起きて、夜眠る」という睡眠・覚醒のリズムを整えることです。このとき、ポイントとなるのは、夜寝る時間より朝起きる時間を一定に保つこと。夜遅くなって十分な睡眠時間をとれていなくても、朝は決まった時間に起きて、可能な範囲で朝日を浴びましょう。体内時計は朝日によってリセットされます。曇り空でもリセットできます。

理想的には、日中は適度に運動して活動的に過ごし、寝る直前ではなく、寝る2時間ぐらい前にぬるめのお風呂に入って身体を温めます。メラトニンの分泌がはじまる夜10時以降は、パソコンやスマホ、テレビは控え、部屋の照明も暗くするなどして、できるだけ強い光を浴びないことが理想ということです。

さらに、寝る布団には何もない環境がよいのです。幼児がいつもの布団に行くと条件反射で寝てしまうのと同じように、寝る布団は寝ることに徹して他のことは控えて睡眠への条件反射を生かしましょう。

昼間眠くなってしまうという人は、15分程度の短い仮眠をとるといいでしょう。昼食をとると眠くなりますが、そのタイミングで短い仮眠をとると、午後のパフォーマンス能力が上がります。ただし、昼寝は午後3時までに、また長くても30分以内にすること。それ以上遅い時間や長く眠ると夜の寝つきが悪くなり、睡眠バランスが崩れてしまいます。

寝る環境も大切です。就寝する部屋はエアコンを使うなどして温度・湿度を上手にコントロールし、快適な環境を整えてください。

寝具も睡眠の質に影響を与えます。第2章でもお話ししましたが、やわらかすぎるベッドや枕など寝返りしづらい寝具はよくありません。寝返りをしないまま仰向けで寝続けていると、良性発作性頭位めまい症を起こすきっかけとなったり、いびきをかいたり、睡眠時無呼吸症候群になったりすることもあり、脳に十分な酸素が届かなくなってしまいます。

●【耳を守る食生活の新情報：その5】

＊腸から睡眠にアプローチする「睡眠サポートサプリ」も試す価値あり

睡眠をサポートするサプリメントを利用するのも有効です。

「睡眠の質を上げる」「深い眠りに導く」などの効果を期待できる機能性成分が含まれたサプリメントがいろいろと出ています。これも他力ではありますが、トライする価値は十分あると思います。

たとえば、睡眠サポートサプリのうち乳酸菌を主成分とするものが有効なのは、腸内環境を整えるからです。「脳腸相関」といって、腸と脳とはお互いに影響を与えあっており、腸が病原菌に感染すると、脳が影響を受けてイライラしたり、不安が増したり、疲労感がとれなくなり、睡眠障害になることがわかっています。

腸内細菌には「善玉菌」「悪玉菌」「日和見菌《ひよりみきん》」の3種類がいて、その比率が2対1対7のバランスが理想的とされます。腸内細菌のバランスがいいと腸の状態も良好で、腸内の自律神経の働きが改善し、その安定した情報が脳に送られ、心の安定が保たれます。

また、最近の研究によって、腸内細菌が、中枢神経系に存在するミクログリアという細胞の活性化に関与していることがわかりました。ミクログリアは、ストレスがかかったときに活性化して、神経組織を修復・維持するという重要な役割を果たしています。この点からも、腸内細菌はストレスに負けない強い心をつくる一端を担っているといえます。

乳酸菌による睡眠サポートサプリは、腸内細菌のバランスをよくして腸内環境を整えることでストレスを軽減させ、よい眠りをもたらします。

これ以外の成分も血液脳関門（183ページ）を通過して睡眠をつかさどる中枢に働きかけるものがあるといわれています。

これらの睡眠サポートサプリは、加齢とともに低下する睡眠の質を下支えしてくれるものです。1回飲んで効果がすぐに出るものではありません。できる限り、毎日続けてみてください。週単位、月単位で便通もよくなります。半年以上毎日飲み続けることで効果があらわれてきます。

「ストレスコーピング」で気分転換

「ストレスコーピング」とは、直訳すると「ストレス対処法」で、**「ストレスにうまく対処・処理していこう」と、自ら意図的に行うセルフケア法**の1つです。ストレスに対してうまく向きあえるようになるとのエビデンスが多くあり、職場でのストレス対策として注目されています。

ストレスコーピングにはいろいろ種類があります。本書では、ストレス解消型（気晴らし型）

といって、ストレスを感じたときではなく、感じてしまったあとに行うことで、気分転換をはかって気持ちをリセットし、ストレスを発散・軽減させる方法を紹介します。

具体的には、おいしいものを食べたり、買い物をしたり、カラオケで思いきり歌ったり、運動したりなど、自分の好きなことを行って、気分転換をはかります。

「なんだ、たんなるストレス発散じゃないか」

このような声が聞こえてきそうです。でも厳密には大きく異なる点があります。

それは、「コーピングリスト」といって、自分がストレスを感じたときに行うと、ストレスを軽減できたりイライラしなくなったりしそうな「こと」や「行為」を考えて、あらかじめリスト化しておくことが重要なのです。そして、実際にストレスを感じたときに、その中から、ストレス内容（ストレスのレベルなど）や場面に適したものを選んで実践することです（図26）。

リストはまず50個が目標です。臨床心理学では、リストが多ければ多いほど効果が上がりやすいといわれ、理想は１００個が目標です。

また、リスト作成は、ストレスのない状態のときに行ってください。ストレスがたまってからでは、リストを作成すること自体がストレスになりかねません。

あらかじめストレス解消法をリストアップしておき、ストレスがたまったら、その中から適したものを選んで実行する。これが正しい実践法です。

図26　ストレスコーピングを見つけるための活用ヒント集

行動的ストレスコーピング（楽しいことをする）	
味覚（食べる）	甘いもの　辛いもの　苦いもの　酸っぱいもの　しょっぱいもの　うま味　さわやかな味　食感のよいもの　冷たいもの　熱いもの
聴覚（聴く）	そよ風の音　小雨の音　波の音　川のせせらぎ　小枝の葉音　ボサノバ　ラテン　ロック　クラシック　落語　Ｊ－ＰＯＰ　ミュージカル　鈴虫の鳴き声
嗅覚（嗅ぐ）	ローズマリー　ラベンダー　ヒノキの幹　レモン　ハーブ　コーヒーの香り　好みの香水　大好きな食品
視覚（観にいく・観る）	観劇　映画　展覧会　自然美　可愛い動物　赤ちゃんの顔　プラネタリウム　風光明媚な旅
深部感覚（動く・接する）	運動　笑顔にする　鍼灸・整体　マッサージ　芸術作品づくり　ダンス　ヒップホップ　ショッピング　セックス
言語（話す）（頭の中でも含む）	歌う　お経　朗読　俳句づくり　親友と談笑　写経　瞑想

＊旅行は上記の要素が多く含まれる　＊大笑い、号泣もいくつかの要素が含まれる

イメージ的ストレスコーピング（心地よいものを思い浮かべる）	
視覚的空想	大空を自由に飛ぶ
自然界の美	春　夏　秋　冬　草原　丘　山　山岳　浜辺　海　深海　月　惑星　天の川　流れ星　無重力
芸術の美	絵画　彫刻　書道　陶芸
動物の癒し	愛らしいしぐさ
人の癒し	笑顔の写真
妄想	宝くじに当たったら　リゾート地に行ったら　アイドルに会えたら　男性・女性にもてたら
合言葉	まいっか！　気にしない！　仕方ない！　この世の中悪いことは続かない！　必ず晴れる！

石井正則オリジナル活用ヒント集

「ストレスコーピングを50も思いつかない、ましてや100なんて！」という方のために、リストアップのコツをお教えします。

まず、ストレスコーピングは、大きく2つに分けられます。実際に行動に移すことができる「行動的ストレスコーピング」と、空想や妄想的な内容を思い浮かべる「イメージ的ストレスコーピング」です。

たとえば、ストレスがたまると甘いものを食べたくなるという人は、「おいしいケーキを食べにいく」という「行動的ストレスコーピング」と、「生クリームたっぷりの大きなパイを食べているところを考える」という「イメージ的ストレスコーピング」と、2つリストができます。

また、1つのことから、内容を拡げていくのもよい方法です。「おいしいケーキを食べにいく」から、「白金《しろかね》にある話題のお店にいく」「新しいワンピースを着ておしゃれをしていく」「ケーキに合うおいしいダージリンティーを注文する」というように細分化していくと、リストはどんどん増えていきます。

ストレスコーピングを見つけやすいよう、「行動的ストレスコーピング」と「イメージ的ストレスコーピング」の私オリジナルの活用ヒント集（図26）も示しましたので参考にしてください。

「行動的ストレスコーピング」は、味覚・聴覚・視覚・嗅覚・触覚の五感がヒントになります。このヒント集を利用すると、数多く見つけられるはずです。

たとえば、嗅覚の「ラベンダーの香りを嗅ぐ」で1つリストができたら、そこから深部感覚の「ラベンダーのアロマオイルを入れたお風呂に入る」、言語の「お風呂の中で好きな歌を歌う」というように、リストが増えていきます。

ストレスコーピングは人それぞれなので、楽しいことばかりあげようとする必要はありません。たとえば、泣くことにも癒《いや》しの効果があります。悲しい映画を見て思いきり泣くなど「涙活」もコーピングとして有効です。

ただし、イヤイヤやるようなことはリストに入れてはいけません。あくまで、それをやることで自分が心地よくなれることだけにしてください。

「イメージ的ストレスコーピング」は、心の中に働きかけるアプローチ法です。想像や妄想《もうそう》で構いません。

「宝くじに当選して、推し活で散財しているところを想像する」とか「子猫がヘソ天で寝ているところを思い浮かべる」とか、どんなことでもいいのです。心地よい空想にひたっている間にストレスは軽減していきます。

ここに、自分に対する「合言葉」もぜひ加えてください。たとえば、「ジャマイカ思考」の項目でお話しした、現状を受け入れる「まあ、いいか」とか「なんとかなる」といった楽観的な言葉です。

ストレスコーピングを行って、気持ちが多少なりとも晴れたら、「悪いことばかり続くわけじゃない」「また頑張ろう」と前向きに考えることも大切です。

よくいわれることですが、何ごとも考え方次第です。自分の考えひとつで、その事実はよくも悪くもなります。たとえば、上司に注意されて「自分はダメだ」などとネガティブに捉えると、落ちこんでやる気も失せます。でも、「自分は期待されている。もっと頑張ろう」とポジティブに捉えると、モチベーションが上がります。

やる気のないまま取り組むより。高いモチベーションで前向きに取り組んだほうが、よい結果につながるでしょう。

このように、同じ事実でも、考え方・捉え方によって、結果は大きく変わります。ストレスがストレスでなくなることもあるのです。

現状を受け入れて「このピンチは次の幸福を呼ぶ」と思うことも、重要なストレスコーピングの1つです。

ストレスマネジメント技法3――呼吸

前にも呼吸についてはふれましたが、呼吸は乱れた自律神経を整える効果があると同時に、ストレスをコントロールするうえでも、きわめて重要な役割を担っています。

＊腹式呼吸が不安を取り除く

ストレスと呼吸との関係がとくに重要視されるようになったのは、2001年のアメリカの同時多発テロ事件、通称9・11事件がきっかけです。

9・11事件に遭遇した人の多くが、その後、不安障害に見舞われました。しかし、治療にあたったコロンビア大学病院の医師たちは、抗不安薬ではほとんどの患者さんの症状が改善しないことに、困惑しました。そうして経過観察をしているうちに、薬では治《なお》らない人たちには、ある共通点のあることがわかってきました。誰もが「ハァ、ハァ」と、浅く速い「肩呼吸」になっていたのです（41、200ページ）。

「呼吸を整えることが治療につながるかもしれない」との発想から、患者さんたちに「腹式呼吸」を指導することになりました。けれど、呼吸法を教えるだけでは、なかなかうまくいきません。そこで、呼吸筋を鍛える「ヨガ的な運動」もあわせて指導したところ、みるみる呼吸が整うようになってきました。すると、それに呼応するように、不安障害の症状も改善していったのです。

このことから、ヨガ的な腹式呼吸によって深い呼吸をしっかりと行うことは、ストレスによる不安を取り除いて心を癒す効果のあることが、アメリカでも広く知られるようになったのです。

腹式呼吸がストレス耐性を高めることを、私は、自分自身の経験からも確信しています。

前にもお話ししたように かなり昔に両手が麻痺したときですが、その前から私は自分では気づかないうちに浅い「肩呼吸」になっていました。あとで考えると、その頃はものすごく多忙でストレスがたまり、それがまったく癒されない状況が続いていたのです。肩こり・首こりもひどく、毎日疲れきっていました。

しかし自分では無自覚で、ある日、同僚から「呼吸が浅くなっているよ」と指摘されて、やっと気づいた次第です。

そこで腹式呼吸にしようとしたのですが、急には変更できず、結局はできないままでした。ところが、入院してヨガに出会い、その後、退院してからヨガ的呼吸法を学ぶにつれて、しだいに腹式呼吸が普通にできるようになったのです。といっても、無意識に腹式呼吸をできるようになるまで1年以上かかりました。

そして、ヨガをやり続けてヨガ的呼吸法つまり腹式呼吸を自然に行えるようになったことで、疲れにくくなりました。今では、肩や首がこることもなくなり、ストレスで心が乱れることがあっても、すぐに戻れる耐性がつきました。

腹式呼吸が、「ストレスマネジメント」と「2つの自律神経のバランスを整える」ことの両方に有効であることは、医学的なエビデンスからも私の実体験からも明らかです。

難聴、耳鳴り、めまいのある人は、浅い呼吸になっている可能性があります。これを機に、呼吸を見直し、お腹でゆっくり呼吸をするよう意識してみてください。

普段、無意識で行っている呼吸を意識して変えることは、普通ならそうたやすいことではありません。ですが、ヨガであれば、動き（ポーズ）と呼吸が連動しているので、それだけ自然に身につけやすくなります。

ヨガの呼吸法もいろいろありますが、その中でも83ページの**「はちの羽音」は、簡単ですぐにできるので、腹式呼吸を体得するのにおすすめです。5分間ほど行えば脳の緊張がとけていき、リラックス効果を得られます。**キャットアンドカウ（203ページ）もとてもよい呼吸法になります。身体を動かしながらの太陽礼拝の呼吸もヨガ的呼吸法の代表です（174ページ）。

医学的に実証されたヨガの瞑想効果

「瞑想」とは、心を鎮めて無心になること、何も考えずリラックスすることです。

瞑想には約5000年以上もの歴史があり、現在、世界に存在する瞑想法は5000種類を超えるといわれており、それぞれ概念ややり方が異なります。

瞑想というと、スピリチュアルなイメージを持つ人も多いですが、科学的根拠に基づく結果が実証されています。

瞑想をすると、脳にはシータ波と呼ばれる脳波があらわれるようになります。シータ波というのは、眠る直前のうつらうつらとまどろんでいる状態のときに出る脳波です。意識がはっきりしているときにあらわれるベータ波やアルファ波と、無意識のときにあらわれるデルタ波との中間、いわば夢と現実の狭間で発生する脳波です。

シータ波があらわれているとき、脳内のCAN（中枢性自律神経ネットワーク）の興奮は抑えられて、深いリラックス状態になり、ストレスや不安が緩和されます。

ほかにも、シータ波があらわれると、集中力や記憶力がアップし、ひらめきや直感力が鋭くなります。シータ波が優位のとき、人は顕在意識の活動が減退している状態になるとともに、脳の「海馬《かいば》」が活性化されます。

そのため、潜在意識の中に入っている膨大な情報が整理されてつながりやすくなり、潜在意識で行われている活動に気づきやすくなるため、記憶力や直感力が冴えると考えられています。思わぬひらめきが多くなるのはこのためだといわれています。

こうした瞑想による効果は世界的に認知されており、多くの世界的企業が、社員のメンタルヘルスを保つために瞑想プログラムを取り入れています。

さて、ヨガの教典を紐《ひも》とくと、ヨガは古代インドの仏教やヒンズー教の精神修行の1つである瞑想からはじまったとあります。当時の人たちも、心を安定させるために安楽座をして瞑想を試みようとするものの、身体も呼吸も安定しなく、そのためになかなか集中できないことが多く、瞑想しやすい身体をつくりあげるために、ヨガのポーズが生まれたのです。

呼吸に合わせてポーズをとることで、意識を身体へと向け、心を鎮《しず》めていく。ヨガは「瞑想が究極の目的」なのです。

現代では、ポーズを美しく見せるのがヨガと思われがちですが、本来、ヨガの目的は瞑想であり、ポーズと呼吸を合わせる身体をつくることで瞑想へと導かれやすくする、というものなのです。

さまざまな瞑想法の中でもヨガのリラックス効果の高さはお墨付き。アメリカでは「メディカルヨガ」の1つとして、補助的医療の一環に取り入れられています。

ヨガをストレス解消に役立てるのなら、スタジオ・ヨギーの「寝たまんまヨガ」（120ページ）がイチ推しです。すでにご説明したように、これはもともとヨガの睡眠法による瞑想として開発された技法です。しかも音声ガイドの言うままに行えばいいので、誰でも簡単にできます。ほとんどの方は、はじめるとすぐに寝落ちしてしまうでしょう。

また、前項でお話しした「はちの羽音」の呼吸法も有効。毎日行うことで、しだいに深い瞑想効果を得られるようになります。

世界的に効果が認められている「マインドフルネス瞑想」

「マインドフルネス瞑想」は、ヨガとは異なるアプローチによる瞑想法です。

ヨガ的瞑想は呼吸法といろいろなポージングという動きの過程で、雑念を消し、心を鎮めますが、マインドフルネス瞑想では、心を完全に無にすることは目指しません。

大切なのは、観察すること。心に浮かんだことや感覚を、「良い、悪い」という判断をせずにただ見続けることができる状態、「いま、この瞬間」にのみ意識を向けて、心を落ち着かせた状態を目指します。実は、マインドフルネス瞑想は、もともとは仏教の瞑想法をアメリカナイズした方法です。つまり、マインドフルネス瞑想は、仏教（上座仏教）に影響を受けているものの、宗教色を排除してシステマティックにアレンジしたのです。

1970年代よりアメリカを中心に科学的・医学的な研究が進み、効果がもっとも実証されている瞑想法の1つです。

ストレスや不安を取り除き、心を休め、生産力が上がることが認められており、グーグルやアップル、ゴールドマンサックス、フォードなどの世界的な大企業が社員研修の一環として取り入れています。日本でもヤフー、リクルート、トヨタ自動車などが研修プログラムに加えています。

そもそも「マインドフルネス」とは、簡単にいえば「いま、この瞬間に気づく」ことです。

私たちは「いま、この瞬間」を感じながら生きているようで、実は一日の多くの時間を、過去や未来のことをあれこれ考えて心がさまよい「心ここにあらず」の状態で過ごしています。

瞑想が難しいのは、慣れないうちは、心を無にしようと目を閉じると、むしろ「そういえば、昨日あんなことがあったな」とか「お昼は何を食べようかな」とか、雑多な思考が次々と湧いてくるからです。

とくに、過去の失敗や未来の不安といったネガティブなことほど、それにとらわれて考える時間が長くなりがち。これがストレスのもとなのです。

このように、何かに集中していないと、すぐに雑念がはじまって心ここにあらずの状態になってしまうのは、私たちの脳がそのようにできているからです。

近年の脳科学の研究によって、脳には3つの神経回路の働きによって、3つのモードが存在することがわかりました。

・何か1つのことに集中しているときに支配的になる「セントラル・エグゼクティブ・ネットワーク」による**集中モード**

・ぼんやりした状態のときに活性化する「デフォルト・モード・ネットワーク」による**アイドリングモード**

・2つのモードを切り替えるときに働く「セイリエンス・ネットワーク」による**スイッチングモード**

ふと話しかけられたとき、難聴もないのにもかかわらず、相手の最初の会話が聞きとれないときがあります。これはこの脳のスイッチングモードが作動していないとき起こります。アイドリングモードから集中して聞かなければならない集中モードにすみやかに切り替えができないのです。脳の疲れのときに起こりやすいです。つまり、ストレス、疲労、寝不足がこのスイッチングモードに悪さをします。

一日のうち、もっとも多くの時間をしめているのは、ぼんやりして雑念にふけっているアイドリングモードです。このとき活発化しているデフォルト・モード・ネットワークは、脳の総エネルギーの約60〜80％を消費する大食漢です。それに対して、何かに集中している集中モードのときに活動するセントラル・エグゼクティブ・ネットワークはなんとわずか5％ぐらいしかエネルギーを使いません。

つまり、脳は仕事をするなど何か1つのことに集中しているときよりも、実はぼーっとしているときのほうがエネルギーの消費量がはるかに多く、それだけ活発に働いています。

集中モードより、ぼんやりモードのほうが、脳がエネルギーを使うというのは不思議に感じるかもしれません。それぞれのモードのとき、脳の中ではこんなことが起こっています。

ぼんやりとして雑念にふけっているとき、実は脳内では、情報の整理をしたり、自分自身を振り返ったりしています。だから、いろいろな思いや考えが、浮かんでは消え、浮かんでは消えするのです。また、とりとめのないことでも、あれやこれやとたくさんのことを考えるには、広範囲にわたってあらゆる脳機能を使わなくてはなりません。それだけエネルギーも使うことになります。

一方、1つのことに集中しているとき、脳内では作業に必要な機能のみが活性化するので、無駄がありません。エネルギーも最小限ですみます。それは見方によっては、使う機能以外は、サボっているということ。ぼーっとしているときより、集中しているときのほうが、脳は全体の能力を使っていないのです。

ぼんやりしているアイドリングモードのときに働くデフォルト・モード・ネットワークが活発に活動すると、情報が整理されることで頭がすっきりとクリアになります。さらに、それぞれの情報や記憶が結びつきやすくなり、創造性が高まって、いろいろなアイデアが浮かんできやすくなります。「デスクの前より、歩いているときのほうがよい案がひらめく」という人がいるのも、うなずけます。「アハ体験」です！

なんだかぼんやりモードはいいことだらけのようですが、厄介なのは、人間には情動反応があるため、何にも集中をしていないと「嫌なやつ」「嫌なこと」「嫌な自分」の3つが心に浮かびやすくなることです。

そうして、過ぎたことや未来のことをあれこれ考えてデフォルト・モード・ネットワークが過剰に活動すると、「不安や悩みで頭がいっぱい」「いくら休んでも疲れがとれない」などの症状が起こりやすくなります。「先取りの不安」が起こりやすくなります。これがストレス過多の状態です。

こうした心ここにあらずの状態から抜け出し、心を「いま、この瞬間」に向けた状態が「マインドフルネス」です。

さまざまな脳機能の画像研究によって、長期間マインドフルネスを行うことで、前頭前野、側頭頭頂接合部など、情動調整や注意力、身体感覚、自己体験などと関連する脳の領域の活動が活発化することが報告されています。また、それによって、脳内の異常に興奮した部分を察知して、暴走を抑えると考えられています。

●ストレスマネジメントの3大技法のすべてを含む瞑想法

マインドフルネスを体得するための方法はいろいろありますが、いちばんメジャーで、一般的で、もっとも簡単なマインドフルネス瞑想をご紹介します。

＊マインドフルネス瞑想のやり方

床に座布団などを敷き、その上にあぐらをかいて行うこともありますが、高齢の方は膝の悪い方も多いので、椅子に座って行う方法をご紹介します。

①腰と膝が直角になるよう椅子に座り、背もたれから離れ、胸を張ってあごを引き、背筋を伸ばす。目は軽く閉じるか、薄くあけて斜《なな》め前を見る

②それまで無意識に行っていた自然な自分の呼吸に意識を置く。息を吸ったときのお腹や胸の膨らみや、鼻の出入り口の空気の動きに集中する。呼吸はコントロールせず、そのとき

したいように呼吸をする

③　思考や雑念が浮かんできたらそれに気づき、それをそのまま受け入れるが、それ以上は追いかけず「まあ、いいいか」（ジャマイカ思考）と心の中で呟《つぶや》いて、意識を呼吸に戻す

④　これを毎日行う。最初は1分程度でもOK

マインドフルネス瞑想を実践するうえで大切なのは、意識を抑えこむのではなく、また、呼吸を操作するのでもなく、ただ自然な呼吸を続けて、「いま、ここ」の「気づき」をうながすこと。

雑念をなくすのではなく、むしろそれに鋭く気づき、気づいたらその感情や思考に何も判断を加えず、「まあ、いいか」とジャマイカ思考で手放して、ただ呼吸に戻る。マインドフルネス瞑想においても、ジャマイカ思考は重要ということです。これを繰り返すことで、何度でも「いま」に戻ってくる練習になります。

そうして、「いま、この瞬間」を意識し続けることで、嫌な感情が抑えられてきます。結果、雑念が少なくなりデフォルト・モード・ネットワークによる脳のエネルギー消費が抑えられ、脳の疲れがとれていき、後悔や不安にとらわれなくなり、ストレスが軽減されます。

マインドフルネス瞑想には、ストレスマネジメントの3大技法「気づき」「手放す」「呼吸」のすべてが含まれています。

アメリカ・ウェイクフォレスト大学医学部の研究では、1日20分のマインドフルネス瞑想を4

日間行うことにより、集中力が最大で50％アップしたことが報告されています。また、カナダのある公立校ではマインドフルネス瞑想の効果で、生徒の成績が上がったという研究結果もあるそうです。

マインドフルネス瞑想によって、雑多な思考を捨てて「いま」に集中することで集中力がつき、それにともない記憶力とスピードも高まるため、作業や学習の効率化がはかれるということのようです。

重要なことは、継続することです。5分でもいいので、毎日、歯磨きをするように習慣化することをおすすめします。

また、瞑想とは限らないものの医療の現場でもマインドフルネスは活用されており、さまざまな身体疾患の患者さんの治療にマインドフルネスを導入することで、「ストレスホルモン」と呼ばれる「コルチゾール」の減少、心拍数や呼吸数の適度な減少、免疫機能向上、各疾患特有の身体症状の緩和といった効果が報告されています。

不安障害やうつ病などの精神疾患の治療として適用されることもあります。ただし重症の方には逆効果になることがあるので必ず主治医と相談してください。

マインドフルネス瞑想において、もっとも大きなハードルは、先ほども述べた習慣として継続することです。

「いま、ここ」に意識を置く力とその結果は、継続した日々の（心の）トレーニングによってのみ培われます。やり方を覚えても効果はすぐには出てきません。週単位、月単位、半年単位です。まずは、ともかく5分間でよいです。どの時間帯でもよいです。重要なことは毎日の継続です。

はじめのうちは、なかなか落ち着かず、身体を動かしたくなったりします。また、普段は気にならないクラクションやエアコンや冷蔵庫の音などが気になって、呼吸に意識を向けにくかったりもします。あまりに周囲の音が気になる環境では、ノイズキャンセリング機能のついたイヤホンを利用する手もあります。

マインドフルネス瞑想のポジティブな効果を理解して、目的意識を持って臨《のぞ》むことが大切です。講習会やヨガスタジオなど、専門知識を持った人に教わりにいくのは、正しいやり方が身についてよいと思います。

さらに、身体が不安定で呼吸が浅くて集中できない人は、「寝たまんまヨガ」をおすすめします（120ページ）。

具体的な実践方法は、いまではオンラインやヨガスタジオでも学べます。瞑想へのモチベーションが上がるので、大いに利用することをおすすめします。

著者略歴

JCHO東京新宿メディカルセンター耳鼻咽喉科診療部長。医学博士。

東京都生まれ。東京慈恵会医科大学大学院卒業とともに米国ヒューストン・ベイラー医科大学耳鼻咽喉科へ留学。帰国後、東京慈恵会医科大学耳鼻咽喉科医長に。その後、同大学准教授を経て現職。岐阜大学臨床教授を併任。日本耳鼻咽喉科学会代議員、宇宙航空研究開発機構（JAXA）・宇宙医学審査会委員。ヨギー・インスティテュート認定インストラクター。

著書には、『ストレスマネジメントでめまい・耳鳴り・難聴を自分で治す本』（二見書房）、『自律神経が元気になる30秒筋膜プリプリ体操』（Gakken）などがある。


70歳《さい》から難聴《なんちょう》・耳鳴《みみな》り・認知症《にんちしょう》を防《ふせ》ぐ対処法《たいしょほう》

二〇二四年四月六日　第一刷発行
二〇二四年五月九日　第二刷発行

著者　石井《いしい》正則《まさのり》
発行者　古屋信吾
発行所　株式会社さくら舎　http://www.sakurasha.com
東京都千代田区富士見一-二-一一　〒一〇二-〇〇七一
電話　営業　〇三-五二一一-六五三三　FAX　〇三-五二一一-六四八一
編集　〇三-五二一一-六四八〇　振替　〇〇一九〇-八-四〇二〇六〇

装丁　アルビレオ
装画　iStock.com/Tatyana Boyko
本文イラスト　森崎達也（株式会社ウエイド）
本文DTP　土屋裕子・渡辺信吾（株式会社ウエイド）
印刷・製本　中央精版印刷株式会社

ISBN978-4-86581-420-0

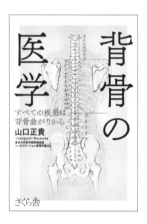